U0201209

内科急危重症护理学

曹国伟　等主编

江西科学技术出版社

图书在版编目（CIP）数据

内科急危重症护理学/ 曹国伟等主编. –– 南昌：
江西科学技术出版社, 2019.5（2023.7重印）

ISBN 978-7-5390-6797-1

Ⅰ.①内… Ⅱ.①曹… Ⅲ.①内科－急性病－护理②
内科－险症－护理Ⅳ.①R473.5

中国版本图书馆CIP数据核字（2019）第079058号

国际互联网（Internet）地址：

http://www.jxkjcbs.com

选题序号：ZK2019020

图书代码：B19048-102

内科急危重症护理学 曹国伟　等主编

出版 发行	江西科学技术出版社
社址	南昌市蓼洲街2号附1号
	邮编：330009　电话：（0791）86623491　86639342（传真）
印刷	永清县晔盛亚胶印有限公司
经销	各地新华书店
开本	787 mm×1092 mm　1/16
字数	220千字
印张	12.25
版次	2019 年5月第1版　2023 年7月第2次印刷
书号	ISBN 978-7-5390-6797-1
定价	86.00元

赣版权登字-03-2019-261

前　言

　　急危重症患者的护理是护理工作的重点和难点。近年来急诊医学的飞速发展,急危重症疾病研究的不断深入,急危重症护理工作成为当前临床护理工作中的一项艰巨而又重要的任务,急救应对能力已然成为衡量医护人员工作质量的重要指标。且现代急救理念的更新,各种新的急救治疗仪器、监测仪器的更新问世,新的救护技术和监测技术层出不穷,这些都对医务人员提出了更高的要求。临床护士不仅要有基本的医学知识和护理理论,还需要丰富的护理实践经验,不断借鉴他人的宝贵经验,不断更新知识,指导自己的护理实践活动,为急危重症患者提供优质护理,提高救治成功率,降低死亡率和致残率,最大限度地减少疾病和损伤带来的痛苦,维护急危重症患者的身心舒适。

　　本书主要内容包括常见急症对的急救护理、危重患者的病情观察和抢救护理技术、心血管系统急危重症护理、神经系统急危重症护理、消化系统急危重症护理、呼吸系统急危重症护理。

　　本书适合临床各急危重症护理人员使用,也是急诊室、ICU 等护士的案头必备参考书。同时也可供护理进修人员、护理专业学生学习和阅读参考。

　　由于编者水平有限,书中难免存在疏漏或未尽之处,恩请广大读者批评指正。

目　　录

第一章　常见急症的急救护理

随着急救医疗体系(EMSS)的建立与发展,对各种急危重症在院前、急诊科及重症加强护理病房(ICU)的救护工作也日趋完善。在救护过程中急救医护人员及时、准确评估患者,对危及生命的症状和体征尽快作出判断,迅速采取相应的救护措施,可减轻患者的痛苦,挽救患者的生命,降低患者的病死率。

第一节　呼吸困难

呼吸困难是一种病理、生理、心理及社会等多因素参与的复杂临床症状,是呼吸功能不全的一个重点症状。患者自觉空气不足,呼吸费力,临床表现为呼吸活动用力,鼻翼翕动,张口耸肩,口唇皮肤黏膜发绀,辅助呼吸肌参与呼吸活动并出现呼吸节律、频率、深度的异常改变。按起病的方式可分为急性、慢性和阵发性呼吸困难。以发生机制及临床表现进行分类,可分为肺源性呼吸困难、心源性呼吸困难、中毒性呼吸困难、血源性呼吸困难和神经精神性呼吸困难。

一、病因

（一）呼吸系统疾病

1. 气道阻塞性疾病

呼吸道异物、急性喉炎、喉头水肿、白喉、急性支气管炎、支气管哮喘、慢性阻塞性肺疾病等。

2. 限制性肺疾病

弥散性肺间质纤维化、急性肺气肿、吸入性或职业性肺病、特发性肺含铁血黄素沉着症等。

3. 肺血管疾病

肺梗死、肺栓塞、肺动脉高压等。

4. 肺、纵隔肿瘤

原发性转移性肺癌、纵隔肿瘤及囊肿、纵隔气肿。

5. 肺部感染性疾病

肺炎、肺结核、肺脓肿等。

6. 胸廓疾病

气胸、连伽胸、胸腔积液、严重的胸廓畸形。

（二）心血管疾病

各种原因所致的心力衰竭、心肌炎、心肌病、心包积液、获得性或先天性左右分流、缩窄性心包炎等,心源性呼吸困难主要表现为左心力衰竭竭或右心力衰竭竭。

（三）血液系统疾病

高铁血红蛋白血症、重度贫血、慢性一氧化碳中毒等。由于重度贫血、高铁血红蛋白血症等疾病,使红细胞减少,血氧含量下降,组织细胞缺氧而引起呼吸困难。

（四）神经精神因素

颅内肿瘤、颅脑外伤、颅内出血、神经症等。由于各种颅脑疾病,如脑外伤、脑出血、脑炎、脑肿瘤等,引起颅压增高和脑血管供血不足,刺激呼吸中枢,使呼吸变慢而深,出现呼吸节律的异常。

二、护理评估

（一）病史收集

1. 起病方式

急性发作的呼吸困难,多见于急性肺水肿、自发性气胸、肺不张、支气管哮喘及急性心肌梗死等;缓慢起病的呼吸困难,常见于心肺慢性疾病,如慢性支气管炎、肺气肿、肺结核、肺纤维化及冠心病等;骤然发生的严重呼吸困难,见于急性喉头水肿、呼吸道异物、大块肺栓塞、急性呼吸窘迫综合征（ARDS）等;夜间阵发性呼吸困难常见于心源性肺水肿。询问病史时应将患者活动能力和活动后出现气喘与同龄健康人相比较,从而判断呼吸困难的存在和程度。

2. 年龄和性别

慢性阻塞性肺病（COPD）、肿瘤、肺不张、心功能不全等所致的呼吸困难多见于老年人;肺结核、胸膜疾病、风湿性心脏瓣膜病等所致的呼吸困难多见于青壮年;呼吸道异物、炎症疾病、急性感染所致的呼吸困难多见于儿童;癔症性呼吸困难多见于女性。

3. 原发病及职业因素

长期卧床的患者出现呼吸困难可能合并坠积性肺炎,循环系统疾病出现呼吸困难可考虑为心力衰竭、肺水肿的表现;腹部或盆腔手术后患者出现呼吸困难应考虑是肺栓塞;糖尿病患者出现深而大且节律规则的呼吸是酸中毒的表现;职业接触各种粉尘所致呼吸困难应诊断相关肺尘埃沉着病;职业接触毒气或毒物后发生呼吸困难可做出相应毒物中毒的诊断。

（二）体格检查

1. 呼吸类型

（1）吸入性呼吸困难:是喉、气管、大支气管的炎症、水肿、肿瘤引起的狭窄或梗阻所致。其特点是吸气时显著困难,胸腔负压增大,吸气时出现"三凹征"（胸骨上窝、锁骨上窝和肋间隙凹陷）,常伴有干咳及高调的吸气性哮鸣音,如急性喉炎、喉水肿、喉痉挛、气管异物等。

（2）呼气性呼吸困难:由于肺组织弹性减弱及小支气管狭窄所致,其特点是呼吸费力、缓慢而时间延长,常伴有哮鸣音,如 COPD、支气管哮喘。

（3）混合性呼吸困难:由于肺组织广泛性病变,使呼吸面积减少,影响换气功能所致,其特点是吸气和呼气时均感费力,呼吸频率增快、呼吸幅度变浅。如重症肺炎、广泛性肺纤维化、大面积肺不张、肺梗死、胸腔积液和气胸等。

（4）呼吸节律变化：潮式呼吸是呼吸中枢兴奋性降低的表现，提示病情严重，见于中枢神经系统疾病和脑部血液循环障碍；毕奥呼吸则提示病情严重、预后不良，见于脑炎、脑膜炎、重度脑损伤等。

（5）呼吸频率的变化：每分钟超过 24 次称呼吸频率加快，见于发热、贫血、甲亢、心肺疾病等；呼吸每分钟少于 10 次称呼吸减慢，是呼吸中枢受抑制表现，见于尿毒症、颅压增高、肝昏迷及麻醉安眠药中毒等。

（6）呼吸深度的变化：深而慢的呼吸见于酸中毒；浅而快的呼吸见于肺气肿、呼吸肌麻痹及安眠药中毒等。

2. 体位的变化

端坐呼吸常见于左心力衰竭所致的心源性肺水肿及重度支气管哮喘等；急性心包炎患者为了减轻呼吸困难症状，常呈端坐或前驱位。

（三）实验室检查

1. 实验室检查

血、尿常规检查，选择性进行血糖、血气分析、尿素氮、肌酐、尿糖、尿酮体等检查，有助于呼吸系统、血液系统、泌尿系统的诊断。

2. 特殊检查

心源性呼吸困难可行胸部 X 线、心电图、超声心动图、心血管造影等检查；肺源性呼吸困难在胸部 X 线检查后，可选择性进行肺功能、纤维支气管镜、肺血管造影等检查；神经系统疾病所致的呼吸困难，可选择性进行脑 CT 或 MRI 检查。

三、急救措施

（一）积极治疗原发病

心力衰竭应强心、利尿、抗感染；气胸行胸腔闭式引流；肋骨骨折妥善固定；呼吸道异物及时取出等。

（二）氧气吸入

有效地吸氧可改变机体的缺氧状态，消除患者因呼吸困难所致的恐惧情绪，针对病情给予适当浓度及流量的氧气吸入。

（三）保持呼吸道通畅

痰液量多且黏稠应给予祛痰药，支气管痉挛者给予支气管扩张药，必要时行机械通气，辅助呼吸，增加肺通气量。

四、护理措施

（一）体位安排

协助患者取舒适合理的体位，急性左心力衰竭、肺水肿、肺气肿、严重哮喘患者取坐位或半坐位；肋骨骨折患者健侧卧位；胸腔大量积液的患者患侧卧位；ARDS 患者取平卧位，以减轻呼吸困难。

（二）保持呼吸道通畅

协助患者咳嗽、咳痰；定时翻身、叩背；指导患者做深呼吸和有效的咳嗽，有效清除呼吸道分泌物;进行雾化吸入,湿润呼吸道并稀释痰液。

(三)氧气吸入

遵医嘱给予氧气吸入,根据病情调节流量和浓度,并观察呼吸困难缓解程度及吸氧的效果。

(四)密切观察病情

严密监测患者的生命体征,观察患者神志的变化、发绀程度,详细记录出入量,注意观察呼吸困难的改善情况,并根据各项监测指标和临床表现及时调整。

五、健康指导

(1)指导患者掌握常用药物的服用方法、剂量、注意事项和不良反应。

(2)慢性心肺疾病患者,应注意生活规律,合理饮食,适当活动,改变不良生活习惯。

(3)指导患者掌握家庭吸氧的方法及注意事项。

(4)指导患者一旦出现呼吸困难立即采取氧气吸入。慢性心肺疾病应备平喘、镇咳和强心药物。

(5)注意避免各种诱发呼吸困难因素的刺激。

第二节　急性腹痛

急性腹痛是急诊患者最常见的主诉之一,涉及内科、外科、妇产科、儿科等诸多专科。急性腹痛是机体受到外来或自身刺激后所产生的腹部不良感觉体验,常有起病急骤、病因复杂多变、病情严重程度不一、变化快等临床特点。如果诊断不及时或处理不当将产生严重后果。

一、病因

(一)腹腔脏器病变引起的腹痛

1. 腹腔脏器的急性炎症

如急性胃肠炎、急性胰腺炎、阑尾炎、胆囊炎、急性胃炎、梗阻性胆管炎以及原发性和继发性腹膜炎等。

2. 胃肠急性穿孔、扩张或阻塞

常见胃、十二指肠溃疡、穿孔,肠穿孔,肠梗阻,肠套叠,急性胃扩张等。

3. 腹腔脏器破裂或扭转

腹部外伤所致肝、脾破裂及妊娠和卵巢破裂、卵巢囊肿蒂扭转等妇科疾病。

4. 腹腔脏器肿瘤

如肝癌、胃癌、肠癌等。

5. 腹腔脏器血管病变

见于腹主动脉瘤、脾栓塞、肾栓塞、肠系膜动脉血栓形成。

(二)腹腔外脏器或全身性疾病引起腹痛

1. 胸部疾病

如急性心肌梗死(下壁缺血)可引起胃肠道反应(胃痛)。

2. 中毒及代谢疾病

低钙血症、低钠血症、慢性铅中毒。

3. 变态反应性疾病

如腹型紫癜和腹型风湿热。

4. 其他疾病

急性溶血、腹型癫痫、腹壁脓肿、神经症。

二、护理评估

（一）病史收集

（1）了解患者现病史、既往史，腹痛诱因、用药情况、营养状态、生活习惯等。

（2）年龄与性别

1）年龄发病特点：幼年时期以先天性畸形、肠道寄生虫、肠套叠及嵌顿疝为多见；青壮年以急性胃穿孔、阑尾炎等多见；中老年以胆囊炎、肿瘤、胆石症等发病率高。

2）性别：急性胃穿孔、泌尿系统结石，男性多于女性；急性胰腺炎，女性多于男性。多数患者只有慢性病史，突然急性发作并迅速恶化。

（二）体格检查

（1）观察生命体征、瞳孔及意识的变化。

（2）详细进行腹部望、触、叩、听的检查

1）腹痛部位：右上腹疼痛见于腹内病变，如肝癌、肝脓肿、胆囊炎、胆石症、胆管炎、胆管蛔虫症等；腹外病变常见于胸膜炎、右肾结石等。左上腹疼痛见于腹内病变的疾病，如胰腺癌、急性胰腺炎、结肠脾曲病变、脾脓肿等；腹外疾病常见于左下胸膜炎、心绞痛、心肌梗死、左肾结石。右下腹痛见于腹内病变的疾病，如急性阑尾炎、右腹股沟嵌顿疝、右卵巢囊肿蒂扭转、异位妊娠等；腹外疾病常见于右侧肾或输尿管结石。左下腹疼痛见于腹内病变的疾病有左腹股沟嵌顿疝、左输尿管炎、左卵巢囊肿蒂扭转；腹外病变见于左侧肾或输尿管结石、精索炎。

2）疼痛性质：不同性质的疾病可引起不同性质的腹痛。①阵发性腹痛：多见于胃肠道、胆管或泌尿道梗阻性疾病，腹痛是腹腔平滑肌痉挛收缩所致，其特点是突然发作、疼痛剧烈，呈阵发性、有缓解期；②持续性腹痛：多见于消化道及胆囊穿孔等疾病。其腹痛是由于麻痹性肠梗阻、急性胃扩张等实质性脏器肿胀所致，疼痛特点为突然发作，呈持续性疼痛，范围迅速扩大，腹膜刺激征明显；③持续性腹痛阵发性加重：多见于胆管梗阻并急性胆囊炎或胆管炎等疾病，腹痛呈持续性并阵发性加重，表明既有炎症又有梗阻，或梗阻性疾病伴有血运障碍。

（三）腹痛伴随症状

1. 腹痛伴呕吐

应注意呕吐时间，呕吐物的性质及与腹痛的关系等。呕吐在先、腹痛在后多见于内科疾病，如急性胃肠炎；腹痛在先、呕吐在后多为外科疾病，如阑尾炎、胆囊炎等。

2. 腹痛伴发热

发热在先、腹痛在后多为内科疾病，如急性胃肠炎；腹痛在先、发热在后多为外科疾病,如急性腹痛伴高热、寒战,应考虑急性梗阻性化脓性胆囊炎、腹腔脏器脓肿等。

3.腹痛伴呕血、便血

常见于消化道溃疡急性出血、胃癌等。

4.腹痛伴血便

绞窄性肠梗阻、肠套叠等疾病的腹痛常伴有血便,痢疾结肠癌等疾病的腹痛常伴有脓血便。

5.腹痛伴血尿及尿路刺激征

泌尿系统结石合并感染时腹痛常伴有血尿及尿路刺激征;泌尿系统肿瘤常伴有血尿。

6.腹痛伴黄疸

常见于肝、胆、胰疾病。

(四)实验室检查

1.血、尿、便常规检查

白细胞总数增多和中性粒细胞计数增多提示有感染性疾病;血红蛋白及红细胞进行性减少提示有活动性内出血的可能。尿常规检查尿中红细胞、白细胞对诊断肾绞痛、泌尿系统肿瘤、泌尿系统感染有价值;尿糖、尿酮体阳性可诊断糖尿病酮症酸中毒。便常规检查可诊断急性肠炎、痢疾等;便潜血检查有助于消化道出血的诊断。

2.血液生化检查

血淀粉酶是急性胰腺炎的诊断依据;血糖检查可诊断糖尿病酮症酸中毒;水电解质测定及血气分析对纠正电解质紊乱及酸碱平衡紊乱有指导意义。

3.X线检查

胸部检查可诊断胸膜炎及下叶肺炎引起的胸痛,腹部透视显示游离气体可诊断急性胃穿孔,肠管内出现液平面是肠梗阻的X线征象。

4.心电图检查

有助于诊断心脏疾病引起的腹痛,如心肌梗死等。

5.内镜检查

内镜检查是指纤维胃镜、十二指肠镜、腹腔镜、胆管镜、直肠镜及纤维结肠镜等。对胃、十二指肠、胆、胰腺等腔道疾病做出正确诊断,可根据需要酌情选择。

6.B超检查

为非创伤性检查,诊断性高、患者容易接受,对腹部肝、胆、胰腺、子宫及附件、膀胱等形态、大小、腹腔积液、占位病变、结石及异位妊娠有诊断价值。

7.CT检查

CT具有极高密度分辨率,可早期发现异常,对病变定位定性有很大价值,对实质性病变可准确诊断。

8.诊断性腹腔穿刺

适用于怀疑腹内脏器破裂出血,原因不明的急性腹膜炎、腹腔积液等。

三、急救措施

（一）初步急救

（1）急性腹痛的患者，必须把"抢救生命"作为急救最高原则，先抢救后诊断，边治疗边诊断。

（2）腹痛未明确诊断前禁用镇痛药，防止因镇痛药物的作用而掩盖病情。对于明确诊断的胆绞痛、肾绞痛可给解痉镇痛药，以减轻疼痛，稳定病情。对于突发的腹腔脏器破裂、实质性脏器出血、急性肠梗阻、急性胆囊炎、急性阑尾炎并伴有休克的急腹症，应边抗休克治疗边准备手术。

（二）支持治疗

1. 建立静脉通道

对于急性剧烈腹痛的患者，应迅速建立静脉通道，维持水、电解质及酸碱平衡，防治休克，补充机体热量的需要，维持生命体征的稳定。

2. 预防和控制感染

对于感染性疾病引起的腹痛，应及时应用抗生素控制感染，对其他疾病所致的急性腹痛，也可根据病情酌情使用，以预防感染。

（三）手术治疗

病因明确，有手术指征者应立即手术治疗。

四、护理措施

（一）密切观察病情

（1）严密观察患者生命体征的变化，注意患者意识状态、表情、皮肤色泽及四肢温度，并详细记录。

（2）根据腹痛性质、程度、部位及伴随症状，积极寻找病因，尽快做出正确判断。积极给予对症支持治疗，同时要特别注意对特殊类型阑尾炎、嵌顿疝及尚有排气的肠梗阻等引起急腹症的观察。

（3）急腹症患者未明确诊断前应禁食，有梗阻者给予胃肠减压，以减轻症状。

（二）术前护理

急腹症患者手术前应作好心理护理，以消除紧张恐惧情绪。术前嘱患者禁食水，根据病情需要，给予留置胃管及导尿管，保持其通畅，并详细记录其性质和量。

五、健康指导

对于急性腹痛的患者，根据不同疾病、不同年龄、不同性别，给予相应的心理关怀和健康保健指导。

（一）饮食指导

根据具体疾病进行具体指导，如胆囊炎、胰腺炎，应低脂饮食，不宜饮酒，科学合理安排饮食。平时注意饮食卫生，特别是肠道疾病流行季节，更应谨慎。对于消化道溃疡患者，应少食多餐，避免引起消化道穿孔。

（二）自我护理

腹痛是常见症状，应宣传教育患者，不可盲目使用镇痛药，以防误诊误治。教会患者自我观察及自我护理的常识，如女性患者剧烈疼痛，伴有面色苍白、血压下降、头晕等症状,并有停经史,应警惕异位妊娠,立即到医院就诊或拨打"120"急救电话。

（三）手术宣教

术前向患者介绍手术注意事项,取得患者合作。术后指导患者取得合理体位,以减轻不适和疼痛等反应,指导患者变换体位促进排气,防止肠粘连。指导术后合理饮食,以促进机体及伤口恢复。

第三节　昏迷

昏迷是意识障碍的最严重类型,其主要特征为随意运动消失,对外界刺激失去正确反应并出现病理反射能力的一种临床综合征。据临床资料统计占急诊住院患者的3％～5％,病死率高达20％。意识障碍程度临床可分为嗜睡、意识模糊、昏睡和昏迷。昏迷是临床常见急危重症,应迅速明确诊断,积极救治以挽救患者生命。

一、病因

（一）颅脑疾病

1. 中枢神经系统感染性疾病

各种脑炎、脑膜炎、脑脓肿和脑型疟疾等。

2. 脑血管疾病

脑循环障碍（脑缺血、脑出血、脑栓塞、脑血栓形成）疾病、脑肿瘤等。

3. 颅脑外伤

脑震荡、脑挫伤、硬膜外血肿、颅骨骨折等。

4. 其他

如交通性脑积水、颅脑占位性病变及癫痫等。

（二）全身性疾病

1. 严重感染

如败血症、中毒性肺炎、中毒性痢疾、感染性休克等。

2. 内分泌与代谢障碍

尿毒症、肝昏迷、糖尿病酮症酸中毒、甲状腺危象、水电解质平衡失调、肺性脑病等。

3. 呼吸及循环系统

急性心源性脑缺血综合征、呼吸衰竭、休克、心力衰竭等。

4. 化学性中毒

工业毒物中毒、农药中毒、药物类中毒、植物性中毒、动物类中毒。

5. 物理因素损害及其他

如中暑、淹溺、触电、高原性昏迷（缺氧性昏迷）及严重创伤等。

二、护理评估

（一）病史收集

1. 发病特点

询问发病的急缓过程及持续时间。起病急而持久者,多见于脑血管意外、急性一氧化碳中毒、肝昏迷、肺性脑病、颅内占位性病变等;起病急、持续短暂者,多见于轻度脑外伤、癫痫、高血压脑病及一过性脑供血不足等。

2. 伴随症状

昏迷时伴有脑膜刺激症状,常见于蛛网膜下隙出血、脑膜炎和乙型脑炎等;昏迷伴有头痛、呕吐和偏瘫多见于急性脑血管疾病、脑外伤、脑占位病变;昏迷伴有体温过低,可见于药物中毒、休克和周围循环衰竭等;昏迷伴有抽搐常见于癫痫、高血压脑病和子痫等。

3. 发病年龄和季节

中老年患者有高血压病史者,多见于脑出血;青壮年以脑血管畸形居多;年幼者并在春季发病以流行性脑炎多见;夏秋季则常见于中毒型痢疾、乙脑等。

4. 患者情况及生活情况

询问患者有无工作生活等精神刺激因素及有无口服安眠药习惯等。

5. 发病现场情况

有无安眠药、农药的遗留;应注意安眠药、农药中毒;有高压电线断落等触电因素时应考虑电击伤的可能。

6. 既往史

了解患者有无高血压、糖尿病、癫痫和心、脑、肝、肾等重要器官疾病,以确定引起昏迷的原发病。

(二)昏迷程度的判断

昏迷是多种疾病发展过程中出现意识障碍的临床现象。其病因复杂,昏迷程度不同,瞳孔、意识及生命体征等其他方面的临床表现也不尽一致,按临床表现、刺激反应及反射活动程度可分为浅昏迷、中度昏迷和深昏迷。

1. 昏迷程度分级(表1—1)

表1—1 昏迷的分级

分级	疼痛刺激反应	无意识自发动作	瞳孔对光反射	腱反射	生命体征
浅度昏迷	有	可有	存在	存在	无变化
中度昏迷	强刺激可有	很少	减弱或消失	迟钝	轻度变化
深度昏迷	无	无	消失	消失	明显变化

(1)浅度昏迷:患者的随意运动丧失,对周围事物及声、光等刺激无反应,仅对疼痛刺激有反应,可有肢体防御性退缩和痛苦表情,吞咽反射、咳嗽反射、瞳孔对光反射等存在或减弱,呼吸、脉搏、血压一般无明显变化。浅昏迷主要为大脑皮质和皮质下中枢功能障碍引起的症状。

(2)中度昏迷:患者意识丧失,对一般外界刺激无反应,对强烈的疼痛刺激防御反射及生理反射均减弱,呼吸、脉搏、血压有改变,尿便潴留或失禁。中度昏迷主要是皮质中枢抑制更加明显。

（3）深度昏迷：全身肌肉松弛，对任何外界刺激均无反应，各种反射均消失，呼吸不规则，血压下降，脉搏减弱，尿便失禁。深度昏迷是脑生命中枢已达衰竭的状态。

2.昏迷量表（GCS）的使用

GCS分级记分法检查为世界许多国家所采用，该方法根据患者的睁眼、语言以及运动对刺激的不同反应给予评分，从而对患者的意识状态进行判断（表1-2）。最高分为15分，表示意识清醒，8分以下为昏迷，最低分为3分，提示深度昏迷。

判断方法是对患者睁眼、语言和运动3种反应予以测量并记录，再将各种反应的分值相加，求其总和，即可得到患者意识障碍程度的客观分数。此评分简单易行，比较适用。但幼儿、老年人、语言不通、聋哑人及精神障碍患者等使用受限。

表1-2　Glasgow昏迷评分法

睁眼反应	评分	语言反应	评分	运动反应	评分
自动睁眼	4	回答正确	5	指会动作	6
呼唤睁眼	3	回答错误	4	刺痛定位*	5
痛时睁眼	2	唇动不清	3	刺激回缩*	4
不能睁眼	1	有音无语	2	异常屈曲*	3
		不能发音	1	异常伸直*	2
				无反应	1

*:痛刺激的肢体运动反应

该方法能对病情发展、预后、指导治疗提供客观数据。计分越低，预后越差。大于8分预后较好，低于8分预后较差，5分以下病死率较高。

（三）生命体征的观察

1.体温

昏迷伴体温升高常见于感染性疾病，如脑炎等。中枢性高热表现为持续性体温升高，无寒战，低血糖及巴比妥药物中毒等。

2.脉搏

昏迷伴脉搏变慢见于颅压增高，减慢至42次/分，见于心肌梗死。增快可见于感染性疾病；如增快至170次/分以上则见于心脏异位节律。脉搏先慢后快伴血压下降，可考虑脑疝压迫脑干，延髓生命中枢衰竭，提示预后不良。

3.呼吸

昏迷伴呼吸异常为重症昏迷的表现之一。呼吸深大见于呼吸性酸中毒、败血症、严重缺氧等；呼吸缓慢，见于颅压增高及碱中毒。呼吸过慢伴叹息样呼吸，提示吗啡或巴比妥中毒。

4.血压

昏迷伴血压显著增高见于脑出血、高血压脑病、子痫等；血压急剧下降见于心肌梗死、休克、糖尿病性昏迷、镇静安眠药中毒等。

（四）神经系统检查

1. 瞳孔

双侧瞳孔散大，多见于濒死状态、阿托品类药物中毒等；双侧瞳孔缩小，多见于吗啡类、巴比妥类药物、有机磷农药、脑桥出血等。一侧瞳孔散大，常见于脑血管意外、动眼神经麻痹、小脑幕切迹疝等；一侧瞳孔缩小，可见于脑疝发生的早期，颈交感神经经麻痹。

2. 眼底

颅内肿瘤、血肿、高血压脑病及其他致颅压增高的疾病均可出现眼底变化。在颅脑外伤脑出血后12～24小时可出现视盘水肿；糖尿病、尿毒症、血液病、高血压脑病可见视网膜广泛渗出物或出血。

3. 脑膜刺激征

是指颈项强直，克氏征、布氏征阳性等，如脑膜刺激征阳性，见于蛛网膜下隙出血、脑膜炎、脑炎。

4. 角膜反射

角膜反射存在与否可以判断昏迷的程度。浅昏迷时角膜反射存在；中度昏迷时角膜反射减弱；深昏迷角膜反射消失。

5. 运动功能

大脑半球病变常出现对侧偏瘫；基底节和外囊病变可出现肌张力增高；急性脑脊髓受损可出现肌张力降低；深昏迷时肌张力完全松弛；扑翼样震颤或多灶性痉挛为代谢性脑病和肝昏迷常见。

6. 反射及病理征

脑局限性病变表现为单侧角膜反射、腹壁反射、提睾反射减弱或消失，深反射亢进或病理征等；昏迷患者呈双侧对称性改变。

（五）其他观察

1. 注意皮肤黏膜的改变

皮肤发绀提示缺氧；皮肤呈樱桃红为一氧化碳中毒；皮肤瘀斑见于细菌性、真菌性败血症，流脑和血小板减少性疾病；皮肤色素沉着见于肾上腺皮质功能减退。

2. 呼吸气味异常

糖尿病昏迷呼气有烂苹果味；尿毒症呼气有氨味；有机磷农药中毒呼气呈大蒜味；肝昏迷呈肝臭味等。

（六）实验室检查

1. 常规检查

根据临床初步的印诊可做血、尿、便常规及血糖、电解质、血氨、血清酶、血气分析、肝肾功能等实验室检查，以助诊断。

2. 特殊检查

对疑有颅脑病变者可根据需要选择CT、磁共振、脑电图、X线及脑血管造影检

— 11 —

查等。

（七）鉴别诊断

1. 癔症性昏睡

属神经症一种，常见于青年女性，多因精神因素刺激而诱发，常表现为僵卧，双眼紧闭，对外界刺激，如呼叫、振摇及痛刺激均无反应。呼吸较快，时而屏气四肢肌张力增高，腱反射正常，翻眼时可见眼球转动，瞳孔等大对光反射存在，生命体征平稳可持续数小时或数日，恢复后情形如常。

2. 重型精神分裂症

亦呈木僵状态，表现为不动不语，不能进食，对外界刺激毫无反应，甚至可出现瞳孔改变、尿潴留等自主神经功能失调症状。大多数患者检查有蜡样屈曲违拗症等，极似昏迷而无意识障碍。木僵改善后，患者可回忆木僵状态时所受刺激的感受。

3. 闭锁综合征

此为脑桥腹侧病变累及皮质脊髓束所致。患者呈失运动状态，眼球不能向两侧转动，不能张口，四肢瘫痪，不能说话；但患者意识尚清，能理解问话，有思维活动，可用眼球的垂直运动和瞬目来表达意愿。

4. 嗜睡

嗜睡和昏迷不仅临床症状相似，二者的生理基础也有密切关系，但有本质上的区别。在很多疾病中，嗜睡、昏睡等意识障碍常是昏迷的前驱症状，故对嗜睡患者既要与昏迷相鉴别，又要警惕意识障碍的发展，密切观察是否加重而进入昏迷状态。

5. 昏厥

是大脑一时性供血不足而引起突然的短暂意识丧失，一般在 1 分钟内可恢复，亦可达 2～3 分钟，引起的原因主要有心排血量减少或严重的心律失常，突然剧烈的血压下降或脑血管暂时性闭塞等原因引起脑缺血而发生昏厥。昏厥发作时常表现为面色苍白、出冷汗、恶心、乏力等症状。

三、急救措施

（一）保持呼吸道通畅

昏迷者采取平卧位，头偏向一侧，避免分泌物误吸入气管。应及时吸引痰液，以防止气道梗阻。注意观察患者的呼吸，是否有呼吸困难和发绀等缺氧征象，必要时行气管插管或气管切开，并持续给予氧气吸入。呼吸抑制者应给予中枢兴奋剂，呼吸停止者给予机械通气。

（二）对症处理

1. 降低颅压，消除脑水肿

应用 20% 甘露醇 250mL 快速静脉滴注，每日 4～6 次。

2. 采用低温冬眠，降低脑耗氧量

低温冬眠疗法不仅可降低脑耗氧量及代谢率，而且可提高脑对缺氧的耐受性。常用的药物有氯丙嗪 50mg、哌替啶 100mg、异丙嗪 50mg 分次肌内注射或静脉滴注。

3. 促进脑功能恢复

给予辅酶 A、三磷酸腺苷(ATP)、胞磷胆碱、维生素 C 及脑活素等促进脑细胞功能恢复的药物。

（三）病因治疗

(1)休克的患者,应首先纠正休克,给予患者保暖,静脉补充液体,保持有效的微循环,必要时应用抗休克药物。

(2)药物中毒者应及时洗胃、导泻、大量输液,以促进毒物的排除。

(3)脑血管意外应迅速判断是脑梗死或出血,并分别进行处理。颅内占位病变者如有手术指征应尽快手术治疗。

(4)严重感染性疾病应及时应用抗生素,必要时进行药敏试验以提高疗效。

(5)对低血糖昏迷应立即静脉输注高渗葡萄糖;对高血糖性昏迷应用胰岛素治疗。

（四）维持水、电解质及酸碱平衡

定期进行电解质及血气分析的监测,及时补充钾、钠、氯等离子,防止水、电解质及酸碱失衡。

四、护理措施

（一）密切观察病情变化

根据患者病情严重程度,定时进行意识、瞳孔、体温、脉搏、呼吸、血压的观察。昏迷初期应每 15～30 分钟测量 1 次;病情稳定后可每 4 小时测量 1 次,并应及时准确记录测定结果及意识变化的时间。注意 GCS 指数的变化,如发现指数迅速下降,提示有中枢神经系统继发性梗死,必须及时报告医生,迅速进行救治。

（二）呼吸道护理

昏迷者取平卧位头偏向一侧。及时吸引口腔、鼻腔分泌物,痰液黏稠应给予雾化吸入。应用机械通气者,应保证呼吸道湿化,定时翻身叩背,预防肺部感染。

（三）防治并发症

1. 口腔护理

坚持每天进行 2 次口腔护理,常用 3％过氧化氢溶液、复方硼酸溶液擦拭。注意观察口腔有无感染,黏膜有无溃疡等并发症,并及时给予对症处理。

2. 预防合并肺内感染

定时翻身叩背,每 2～4 小时 1 次。防止分泌物和呕吐物误吸入呼吸道,及时清除痰液,给予抗生素雾化吸入,定时更换吸氧导管,以保持清洁和通畅。

3. 预防压疮

定时翻身,每 2 小时 1 次,必要时 30 分钟 1 次,按摩身体受压部位,保持患者的皮肤及床铺的清洁干燥。对骨骼隆突处垫气圈或海绵衬垫,或改用气垫床,以促进局部血液循环。

4. 留置尿管的护理

应注意保持尿管通畅,避免扭曲受压,每日进行尿道口护理 2 次。定时做好膀胱冲洗,观察并记录尿量和性质,发现感染征象及时报告。

5. 营养支持

具有吞咽功能的患者,可少量多次喂食易消化的饮食。吞咽困难者可经鼻饲管给予营养丰富的流食。鼻饲管应定期更换。

6. 呼唤式护理

是以呼唤为主的综合性护理干预,把昏迷患者当成是清醒患者进行护理,从而加速神经功能恢复,对促进患者早日清醒有很好的效果。

五、健康指导

(1)长期昏迷的患者,并发症的预防非常重要。因此,护士应培训家属及陪护人员,做好患者的眼、口腔、呼吸道、皮肤、鼻饲、留置尿管的护理,防止并发症的发生。

(2)指导患者进行被动肢体锻炼,防止关节僵直和肌肉萎缩,并教会家属及陪护人员,使其积极配合治疗。

(3)指导家属对长期昏迷的患者实施呼唤护理,以促进意识的恢复。

第四节　呕血

呕血是上消化道出血的表现,指由于上消化道(屈氏韧带以上)急性出血、胃内或反流入胃内的血液经口腔呕出。一天出血量＞50mL 时,可伴有黑便,但黑便不一定都伴有呕血。呕血和黑便是上消化道出血的特征性表现。

一、病因

(一)上消化道疾病

1. 食管病变

食管消化性溃疡、食管静脉曲张破裂出血、食管损伤、食管癌、食管贲门撕裂症、反流性食管炎等。

2. 胃十二指肠病变

胃十二指肠溃疡、应激性胃溃疡、胃癌、胃底静脉曲张破裂出血,急慢性胃炎等。

3. 空肠病变

胃肠吻合术后、空肠溃疡。

(二)上消化道毗邻器官或组织疾病

常见肝硬化,门静脉高压,肝癌,胰腺癌,胆管出血,动脉瘤破入食管、胃及十二指肠等。

(三)全身性疾病

1. 急性感染性疾病

流行性出血热、钩端螺旋体病、脓毒血症等。

2. 血液病

白血病、血小板减少性紫癜、血友病、遗传性出血性毛细血管扩张症等。

3. 血管性疾病

结节性动脉炎、血管瘤等。

4. 肾脏疾病

尿毒症等。

二、护理评估

(一)病史评估

详细询问有无食管、胃、十二指肠、肝、胆、胰等消化性疾病病史;判断病情严重程度及病程长短,有无剧烈呕吐、饮食失调、情绪不安、疲劳过度等诱发因素;观察有无上腹部不适、恶心、呕吐等前驱症状;询问呕血的颜色及量等。

(二)临床表现

1. 呕血与黑便

是上消化道出血的特征性表现。出血部位在食管或胃,多有呕血及黑便,而十二指肠出血多无呕血而仅有黑便。呕出血液的性状主要取决于出血量及在胃内滞留时间。如出血量大而在胃内滞留时间短则呕吐物呈鲜红色或暗红色;如出血量较少而在胃内滞留时间较长,由于血红蛋白受胃酸作用,形成酸化正铁血红素,使呕吐物呈咖啡渣样的棕褐色。黑便呈柏油样,黏稠发亮,系血红蛋白中铁经肠内硫化物作用而形成硫化铁所致,出血量大且速度快时,血液在肠道内推进快,粪便可呈暗红或鲜红色。

2. 周围循环衰竭

急性上消化道出血失血量＞800mL 时,由于循环血量迅速减少,可致急性周围循环衰竭。其程度取决于出血量和出血速度。患者可表现头晕、心悸、乏力、出汗、昏厥等。静脉回心血量不足,导致心排血量明显减少,严重时患者可出现脉搏细速、皮肤厥冷、面色苍白、烦躁不安或神志不清、血压下降、心率加快及尿量减少等。

3. 贫血

出血早期可无贫血,血红蛋白浓度、红细胞计数与血细胞比容可无明显变化。一般出血 3～4 小时以上才出现贫血,出血后 24～72 小时血液稀释达到最大限度。贫血程度与失血量、出血前有无贫血基础及出血后液体平衡状况有关。

4. 发热

多数患者在休克被控制后出现发热,一般不超过 38.5℃,可持续 3～5 天。

5. 氮质血症

上消化道出血后,大量血液进入肠道,其内蛋白成分被消化吸收入血,加之循环血量下降致肾血流量下降、肾小球滤过率降低,而使血尿素氮升高,称肠源性氮质血症。一般于出血后数小时升高,24～48 小时达高峰,多不超过 14.3mmol/L(40mg/dl),3～4 日后降至正常。对血尿素氮持续升高不降者,应考虑由于休克时间过长或原有肾脏病变基础而发生肾衰竭。

(三)伴随症状及体征

(1)呕血伴黄疸、发热及右上腹疼痛:可见于肝硬化、出血性胆管炎、重型肝炎等。

(2)呕血伴肝脾大:蜘蛛痣、肝掌、腹腔积液、腹壁静脉曲张者提示肝硬化致食管－胃底静脉曲张破裂出血。

（3）呕血伴皮肤黏膜出血、发热、肌肉酸痛：应考虑血液病、败血症、钩端螺旋体病及尿毒症。

（4）呕血伴规律性上腹痛：可见于消化性溃疡。

（5）呕血伴进行性消瘦、贫血、上腹部持续性疼痛：见于胃癌。

（6）脑血管意外、颅脑外伤、严重休克等疾病伴有呕血，应考虑应激性溃疡。

（四）出血程度的判定（表1－3）

表1－3　出血程度的分级

程度	血压 （kPa/mmHg）	脉率 （次/分）	失血量 （mL）	尿量	临床表现
轻度	正常	正常	成人＜500 （全身总量10％～15％）	正常	头晕、畏寒
中度	12/8～9.3/6.7/ 90/60～70/50	＞100	成人800～1000 （全身总量20％）	尿少	头晕、口渴、心悸、昏厥、皮肤苍白
重度	＜9.3/6.7/ ＜70/50	＞120	成人＞1500 （全身总量30％）	少尿或无尿	四肢厥冷、意识模糊或昏迷

（五）实验室检查

1. 血液检查

出血早期血红蛋白测定、红细胞计数及血细胞比容无明显变化，故血常规检查不能作为早期诊断的依据。一般在出血3～4小时以后，组织液渗入血管内，使血液稀释而出现贫血。测定有助于估计失血量、有无活动性出血及判断治疗效果。

2. B超、CT检查

有助于肝硬化、脾大、胰腺癌及胆囊疾病的诊断。

3. 内镜检查

可确定出血部位、病变性质，必要时可进行止血。一般在发生上消、化道出血后24～48小时内做食管、胃及十二指肠镜检查。

4. X线钡餐检查

吞钡检查有助于食管静脉曲张、消化性溃疡及胃癌、食管癌的诊断，但对食管及胃黏膜病变不能识别。

5. 腹腔动脉造影

用于诊断动静脉畸形、血管瘤，以确定出血部位。

三、急救措施

（一）一般处理

卧床休息，保持安静，严密观察血压、脉搏、出血量和尿量，禁食，建立静脉通道，必要时给予氧气吸入。

（二）通畅气道

患者取平卧位，头偏向一侧，大量呕血患者，防止血液进入气管引起窒息或吸入性肺炎。必要时给予体位引流，保持呼吸道通畅。

（三）补充血容量

1. 输血

对于大量呕血、休克及周围循环衰竭患者，补充血容量是首要救治措施。其输血指征为大量呕血，血红蛋白<70g/L，收缩压<10.6～12kPa(80～90mmHg)，脉率>120次/分，有休克表现。

2. 输液

可给予生理盐水、10%葡萄糖、低分子右旋糖酐、羧甲淀粉等晶、胶体溶液。补液量以失血量进行确定，必要时可根据中心静脉压调节输入量。

（四）止血措施

1. 药物止血

(1)血管升压素：作用是收缩内脏血管，减少门静脉血液回流，降低门静脉及侧支循环的压力，控制食管－胃底静脉曲张。血管加压素推荐疗法是每分钟0.2U静脉滴注，根据治疗反应，可逐渐增加至每分钟0.4U。但此剂量可引起腹痛、血压升高、心律失常、心绞痛及急性心肌梗死等不良反应，目前主张与硝酸甘油同时应用，以减少不良反应。冠状动脉粥样硬化性心脏病禁用。

(2)抑制胃酸分泌：对溃疡病出血患者应用H_2受体拮抗药，以提高和保持胃内较高的pH，有利于血小板凝集及凝血过程。常用西咪替丁200～400mg每6小时1次，法莫替丁20mg每12小时1次，奥美拉唑40mg每12小时1次等药物治疗，急性出血期可静脉给药。

(3)生长抑素：用于治疗食管胃底静脉曲张出血。可明显减少内脏血流量，使奇静脉血流量明显减少，止血效果好，几乎没有不良反应，但价格较贵。首次剂量每小时250μg静脉缓注，继以每小时250μg持续静脉滴注，止血后应连续给药48～72小时，以防止再次出血。

2. 三腔两囊管压迫止血

用于食管－胃底静脉曲张破裂出血，止血效果良好。使用时注意胃囊和食管囊的充气量和压力，以达到压迫止血的目的。置管24小时宜放出气囊空气以防压迫过久导致黏膜糜烂坏死，必要时可重复气囊充气。三腔两囊管压迫期限一般为72小时，若出血不止可适当延长。出血停止后放气留置观察24小时后方可拔出，止血效果好，但并发症多，患者痛苦大，目前不作为首选止血措施。

3. 纤维内镜止血

消化性溃疡出血约80%不经处理可自行止血，其余部分患者继续出血或再出血。通过内镜对活动性出血进行镜下止血，有效的方法包括电凝、电灼、激光、微波、热探头及硬化剂等。

(1)电凝止血：直接将单极电极压在出血部位上，通过高频电流产生的热量使组织蛋白凝固而止血。

(2)电灼止血:较电凝止血更为表浅,故更适用于黏膜出血。

(3)激光止血:激光照射出血病灶后,使蛋白质凝固,血管收缩闭塞而致出血停止,常用的激光有氩激光和石榴石激光两种。

(4)微波止血:一般使用 30～50W 微波发生器,照射时间 5～30 秒,微波组织凝固区范围直径达 3～5mm,凝固深度视电极插入的深度而定,一次照射后组织修复可在 2～4 周内完成,无穿孔等并发症。对于较大创面的出血,需在其不同部位作多点凝固,方能达到止血目的。

(5)热探头止血:用探头压住出血的血管,连续供给热探头几个脉冲的能量,可使出血部位及其周围黏膜变白,达到止血目的。临床上主要用于溃疡病大出血的治疗。

(6)硬化剂治疗:主要用于治疗食管静脉曲张破裂出血,在直视下于曲张静脉的附近反复注入 5% 鱼肝油酸钠,每次 2～3mL,总量 10～25mL,取出内镜后再用三腔两囊管压迫数小时,止血效果满意。

4. 介入治疗

在选择性动脉造影明确出血部位及证实出血仍在继续后,由导管注入血管升压素,如不能止血者应考虑栓塞或手术治疗。

5. 手术治疗

经上述非手术疗法不能控制止血,危及患者生命的大出血,应积极采取手术治疗。其手术指征:

(1)严重大出血、短期内出现休克。

(2)经非手术治疗出血不止或止血后又复发。

(3)50 岁以上年老体弱者,伴有血管硬化。

(4)出血病变明确者,近期反复出血。

(5)伴有溃疡穿孔或幽门梗阻。

四、护理措施

(一)病情观察

(1)观察脉搏、呼吸、皮肤黏膜颜色及温度的变化。大出血时,每 15～30 分钟测脉搏、血压,有条件者使用心电、血压监护仪进行监测。判断有无出血性休克和继续出血。

(2)观察神志、末梢循环、尿量、呕血及便血的颜色、性质及量。注意观察尿量及尿比重,详细记录出入液量。

(二)对症护理

1. 出血期护理

(1)休息:绝对卧床休息至出血停止,注意保暖。

(2)镇静:烦躁者给予镇静剂,门脉高压出血患者烦躁时慎用镇静剂。

(3)心理护理:耐心细致地做好解释工作,体贴患者的疾苦,消除紧张、恐惧心理。

(4)环境清洁:保持病室安静、清洁、舒适,污染被服应随时更换,避免不良刺激。

(5)补液护理:迅速建立静脉通路,尽快补充血容量,用5%葡萄糖生理盐水或血浆代用品,大量出血时应及时配血、备血,准备三腔两囊管备用。

2. 呕血护理

(1)体位:根据病情让患者侧卧位或半坐卧位,防止误吸。

(2)观察:行胃管冲洗时,应观察有无新的出血。

3. 一般护理

(1)口腔护理:出血期禁食,需每日2次清洁口腔。呕血时应随时做好口腔护理,保持口腔清洁、无味。

(2)便血护理:排便次数频繁,每次便后应擦净,保持臀部清洁、干燥,以防发生湿疹和压疮。

(3)饮食护理:出血期禁食,出血停止后可给予流食、半流质饮食或软食,少量多餐,避免过热,以防止再次出血。

(4)三腔两囊管护理:参照三腔两囊管护理常规。

(5)药物护理:使用特殊药物(如生长抑素、垂体后叶素时)应严格掌握滴速,不宜过快,如出现腹痛、腹泻、心律失常等不良反应,应及时报告医师处理。

五、健康指导

(1)指导患者生活规律,劳逸结合,情绪乐观,避免精神紧张及过度劳累。

(2)注意饮食卫生,注意身心休息,合理安排作息时间。

(3)当参加体育锻炼、增强体质。

(4)禁烟、浓茶、咖啡等对胃有刺激的食物。

(5)在好发季节注意饮食卫生,注意劳逸结合。

(6)对一些可诱发或加重溃疡病症状,甚至引起并发症的药物应禁用,如水杨酸类、利舍平、保泰松等。做好口腔和皮肤护理,注意患者保暖。

(7)慢性病者应定期门诊随访,坚持合理用药。

(8)患者及家属应学会判断出血前驱症状及应急处理措施,如出现头晕、恶心、心悸、上腹部不适或呕血、黑便应立即卧床休息,保持安静;呕吐时取侧卧位或平卧位,头偏向一侧,防止呕吐物误吸入气管,同时立即拨打"120"急救电话或送医院治疗。

第二章　危重患者的病情观察和抢救护理技术

　　病情观察是指对患者的病史和现状进行全面系统评估,对病情做出综合判断的过程,是临床护理工作中的一项重要内容。及时、准确地病情观察可为诊断、治疗、护理和预防并发症提供临床依据。

　　危重患者是指病情严重,随时可能发生生命危险的患者。在护理和抢救危重患者的过程中,要求护士必须准确运用基础生命支持、吸痰、吸氧、洗胃等常用的抢救技术,熟悉抢救的基本流程,与医生配合保证抢救工作及时、准确、有效进行。

第一节　病情观察

　　护士在工作中运用视、触、听、嗅等感觉器官及辅助工具来获得患者的信息,及时发现患者的病情变化,病情观察必须是审慎的、有意识的,连续化的过程,以保证观察及时、全面、系统、准确,为患者的诊断、治疗及护理提供科学依据,促进患者尽快康复。

一、病情观察的意义

　　临床工作中对患者病情观察的主要意义有以下几个方面:可以为疾病的诊断、治疗和护理提供科学依据;可以有助于判断疾病的发展趋向和转归,在患者的诊疗和护理过程中做到心中有数;可以及时了解治疗效果和用药反应;可以有助于及时发现危重症患者病情变化的征象等,以便采取有效措施及时处理,防止病情恶化,挽救患者生命。

二、病情观察的方法

　　护士在进行病情观察过程中,除利用感觉器官观察患者,还可以利用相应的辅助仪器,监测患者病情变化的指标,增加观察效果。通过与家属亲友的交流、床边和书面交班、阅读病历、检验报告等其他相关资料,获取有关病情的信息。达到对患者疾病全面、细致观察的目的。

　　(一)视诊

　　视诊是最基本的检查方法之一。即用视觉来观察患者全身和局部状态的检查方法。可以了解患者的营养状态、意识状态、皮肤黏膜、肢体活动、疼痛的行为表现以及分泌物、排泄物的性状、数量等情况,并随时注意观察患者的反应及病情变化,以便及时调整观察的重点。

　　(二)听诊

　　是利用耳直接或借助听诊器等仪器听取患者身体各个部分发出的声音,分析判断声音所代表的不同含义。如:听到咳嗽,可以通过咳嗽的不同声音、音调,发生持续的时间,剧烈的程度以及声音的改变来分析患者疾病的状态。借助仪器可以听到患者的心音、频率、呼吸音、肠鸣音等。

（三）触诊

是通过手的感觉来感知患者身体某部位有无异常的检查方法。如：患者体表的温度、湿度、弹性、光滑度、柔软度及脏器的大小、形状、软硬度、移动度和波动感等。触诊时应注意：向患者解释检查的目的和配合动作；为患者取适宜的体位，以便操作和观察；操作前护士需洗手并注意温暖手。

（四）叩诊

是指通过手指叩击或手掌拍击被检查部位体表。如：确定肺下界、心界的大小与形状、肝脾的边界、有无腹腔积液及腹腔积液的量等。叩诊时护士应嘱患者暴露被检部位，肌肉放松，护士集中精力分辨对称部位音响的异同。

（五）嗅诊

是指利用嗅觉来辨别患者的各种气味，判断与其健康关系的一种检查方法。如：呼吸时的恶臭味、烂苹果味、大蒜样臭味等。患者的气味可以来自皮肤、黏膜、呼吸道、胃肠道以及分泌物、呕吐物、排泄物等。

三、病情观察的内容

（一）一般情况

1. 发育与营养状态

发育通常以年龄、身高、智力、体重及第二性征之间的关系来进行综合判断；而营养状态则以皮肤的光泽度、弹性，皮下脂肪的丰满程度、毛发指甲的润泽程度、肌肉的发育状况等综合判断。临床上一般将营养状态分为良好、中等、不良和肥胖四个等级。肥胖指体重超过标准体重的20％。消瘦是指体重低于正常体重的10％。

2. 面容与表情

健康人表情自然、神态安逸。患病后，通常表现为痛苦、忧虑、疲惫或烦躁等；某些疾病发展到一定程度时，可出现特征性的面容与表情。临床上常见的典型面容包括有：

（1）急性病容：表现为面色潮红，兴奋不安，鼻翼翕动，呼吸急促，口唇疱疹，表情痛苦，见于急性感染性疾病，如肺炎球菌肺炎、高热等患者。

（2）慢性病容：表现为面色苍白或灰暗，面容憔悴，目光暗淡，常见于慢性消耗性疾病。如：恶性肿瘤晚期、慢性肝病、结核病等。

（3）二尖瓣面容：表现为双颊紫红，口唇发绀，见于风湿性心脏病患者。

（4）贫血面容：表现为面色苍白，唇舌及结膜色淡，表情疲惫乏力，见于各种类型的贫血患者。

除了以上这四种典型面容外，临床上还有：病危面容、甲状腺功能亢进面容、满月面容、脱水面容、面具面容等。

3. 体位与姿势

体位是指身体在休息时所处的状态。不同的疾病可使患者采取不同的体位，如：昏迷或极度衰竭的患者，由于不能自行调整或变换肢体的位置呈被动体位；胆石症、肠绞痛的患者，在腹痛发作时，辗转反侧，坐卧不宁，患者常呈强迫体位。姿势指举止的状态。健康成人躯干端正，肢体动作灵活适度。患者的动静姿势与疾病有密切关系,患病时可以出现特殊的姿势,如腹痛时患者常捧腹而行,踝部扭伤时出现跛行等。

4. 皮肤与黏膜

皮肤、黏膜常可反映某些全身疾病。主要应观察其颜色、温度、湿度、弹性及有无出血、水肿、皮疹、皮下结节、囊肿等情况。如肺心病、心力衰竭等缺氧患者,其口唇、面颊、鼻尖等部位发绀;休克患者皮肤湿冷;肾性水肿,多于晨起眼睑、颜面水肿;贫血患者,其口唇、结膜、指甲苍白等。

5. 睡眠

注意观察睡眠的深度、时间,有无失眠、多梦易醒、梦游等现象。

6. 呕吐物和排泄物

应注意观察其量、色、味、性状、次数等。

(二)生命体征

生命体征的观察贯穿于对患者护理的全过程,在患者病情观察中占据重要的地位。体温、脉搏、呼吸、血压均受大脑控制和神经、体液的调节,正常人的生命体征在一定范围内相对稳定,当机体患病时,生命体征会发生不同程度的变化。

(三)意识状态

意识是指大脑的觉醒程度,是中枢神经系统对外界环境的刺激能做出正确应答反应的能力。正常人应表现为意识清晰,反应敏捷、语言流畅、准确,思维合理,情感活动正常,对时间、地点、人物的判断力和定向力正常。

意识障碍是指个体对外界环境刺激缺乏正常反应的一种病理状态。是危重患者常见的症状。按意识障碍的严重程度临床分为:

1. 嗜睡

是最轻的意识障碍。患者处于持续睡眠状态,但能被言语或轻度刺激唤醒,醒后能正确回答问题,但反应迟钝,刺激去除后又很快入睡。

2. 意识模糊

其程度较嗜睡深,患者表现为思维活动困难、言语不连贯、对时间、地点、人物的定向力发生障碍,可有幻觉、错觉、躁动、思维混乱或谵语等。

3. 昏睡

是较严重的意识障碍,患者处于沉睡状态,能被较强烈刺激唤醒。如:压迫眶上神经、用力摇动身体等,但很快又进入沉睡状态,醒后答话含糊或答非所问。

4. 昏迷

是最严重的意识障碍,按其程度不同可分为:

(1)浅昏迷患者随意运动消失,对外界事物和声、光等刺激无反应,但对疼痛等强刺激如:压眼眶、针刺,可出现痛苦表情和肢体退缩等防御反应。瞳孔对光反射、角膜反射、吞咽反射、咳嗽反射等可存在。生命体征较平稳,但可有大小便失禁或尿潴留。

(2)深昏迷意识完全丧失,对各种刺激全无反应。全身肌肉松弛,各种反射均消失。呼吸不规则,血压可下降等生命体征不同程度异常,大小便失禁或潴留。

目前临床上通用格拉斯哥昏迷评分法(GCS),对患者的意识障碍及其严重程度进行观察与测定。GCS是依据患者对睁眼反应、语言反应、运动反应三个内容进行评估得分,将各个项目的得分值相加,即可得到患者意识障碍程度的客观评分,见(表2—1)。最高15分,最低3分,分数越高,意识状态越好,一般认为低于8分患者处于昏迷状态。

表2—1 格拉斯哥(GCS)昏迷评分量表

子项目	状态	分数
睁眼反应	正常睁眼	4
	呼唤睁眼	3
	刺痛睁	2
	无反应	1
语言反应	回答正确	5
	回答错误	4
	含混不清	3
	唯有声叹	2
	无反应	1
*运动反应	遵命动作	6
	定位动作	5
	肢体回缩	4
	肢体过屈	3
	肢体过伸	2
	无反应	1

*指痛刺激时的肢体运动反应

(四)瞳孔

瞳孔的变化是许多疾病,尤其是颅内疾病、药物中毒、昏迷等病情变化的一个重要指征。观察瞳孔要注意两侧瞳孔的形状、对称性、大小及对光反应。

1. 瞳孔的形状、大小与对称性

在自然光线下,瞳孔直径一般为2～5mm,正常瞳孔呈圆形,两侧等大等圆,位置居中,边缘整齐。瞳孔直径小于2mm称为瞳孔缩小,小于1mm为针尖样瞳孔。单侧瞳孔缩小常提示同侧小脑幕裂孔疝早期。双侧瞳孔缩小,常见于有机磷农药、氯丙嗪、吗啡等药物中毒。瞳孔直径大于5mm称为瞳孔散大,一侧瞳孔散大,固定,常提示同侧颅内病变(如颅内血肿、脑肿瘤等)所致的脑疝的发生。双侧瞳孔散大,常见于颅脑损伤、颠茄类药物中毒或濒死状态。

2. 对光反射

正常瞳孔对光反射灵敏,并于光亮处瞳孔收缩,昏暗处瞳孔扩大。如果瞳孔对光线刺激的反应变慢或无反应时,称瞳孔对光反射迟钝或对光反射消失,常见于危重或深昏迷患者。

(五)用药后的反应

药物治疗是临床最常用的治疗方法。护士应注意观察其疗效、不良反应及毒性反应。对一些特殊药物如利尿剂、强心剂、抗心律失常药、血管扩张剂、胰岛素、抗凝剂等,用药过程中随时观察效果及反应,同时对患者的血压、心率、心律、尿量等变化及主诉和神志均应做细致观察。

(六)心理状态

心理状态的观察包括患者语言、行为、思维能力、认知能力、情绪状态、感知情况是否处于正常,有无记忆力减退、思维混乱、反应迟钝、语言、行为怪异等情况以及是否出现焦虑、恐惧、绝望、忧郁等情绪反应。

(七)自理能力

了解患者的自理能力,可以有助于护士对患者进行有针对性的护理,观察患者的活动耐力和能力,有无医疗、疾病的限制,是否借助轮椅或义肢等辅助器具,可以通过一些量表的测定来确定患者的自理能力,如:日常生活活动能力量表(ADL)等。

第二节　危重患者的抢救和护理

危重患者是指病情严重而且复杂,随时可能发生生命危险的患者。这些患者通常患有多脏器功能障碍,病情复杂、变化快,故需要严密的、连续的病情观察和全面的监护与治疗。必须做好充分的准备工作且常备不懈。遇有危重患者,全力以赴,及时挽救患者生命。

一、抢救工作的组织管理与抢救设备管理

(一)抢救工作的组织管理

1. 立即指定抢救负责人,组成抢救小组

抢救过程中的指挥者应为抢救小组组长,各级医务人员必须听从指挥,在抢救过程中态度要严肃、认真,动作迅速准确,既要分工明确,又要密切配合。护士可在医生未到之前,根据病情需要,予以适当、及时的紧急处理,如止血、吸氧、吸痰、人工呼吸、胸外心脏按压、建立静脉通道等。

2. 制定抢救方案

护士应参与抢救方案的制定,如:抢救护理计划,明确护理诊断与预期目标,确定护理措施,解决患者现存的或潜在的紧急护理问题。使危重患者能及时、迅速得到救治。

3. 做好核对工作和抢救记录

各种急救药物须经两人核对,正确后方可使用;执行口头医嘱时,须向医生复述一遍,双方确认无误后方可执行,抢救完毕需及时由医生补写医嘱和处方。抢救中各种药物的空安瓿、输液空瓶、输血空瓶(袋)等应集中放置,以便统计和查对。各种抢

救和护理记录要求在抢救后 6h 内完成,字迹清晰、及时准确、详细全面。

4. 安排护士参加医生组织的查房、会诊、病例讨论

熟悉危重患者的病情、重点监测项目及抢救过程,做到心中有数,配合默契。

(二)抢救物品的管理

(1)抢救室内抢救器械和抢救药品管理:严格执行"五定"制度,即定数量、定点放置、定专人管理、定期消毒灭菌、定期检查维修;抢救物品一律不得外借,值班护士每班交接,并作记录。护士还应熟悉抢救器械的性能和使用方法,并能排除一般故障,保证急救物品完好率达 100%。

(2)抢救用物的日常维护:抢救用物使用后,要及时清理,归还原处和补充,并保持整齐清洁如抢救传染病患者,应按传染病要求进行消毒、处理,严格防止交叉感染。

(3)急诊室和病区均应设单独抢救室:病区抢救室宜设在靠近护士办公室的单独房间内。要求宽敞、整洁、安静、光线充足。室内应备有"五机"(简易呼吸机、除颤仪、心电图仪、洗胃机、吸引器)、"八包"(气管插管包、气管切开包、静脉切开包、导尿包、开胸包、各种穿刺包、吸痰包、缝合包)以及各种急救药品,还有多功能床,另备木板,作胸外心脏按压时用。

(4)抢救车应按照要求配置各种常用急救药品和一次性用物:

1)急救药品见表 2-2。

表 2-2 常见急救药品

类 别	药 物
呼二联	尼克刹米(可拉明)、山梗菜碱(洛贝林)等
心三联	盐酸利多卡因、硫酸阿托品、盐酸肾上腺素
强心药	去乙酰毛花苷丙、毒毛花甙 K 等
抗心绞痛药	硝酸甘油等
升压药	间羟胺、多巴胺等
降压药	酚妥拉明、硝普钠、利血平等
平喘药	氨茶碱
止血药	酚磺乙胺(酚磺乙胺)、氨甲环酸,氨甲苯酸、维生素 K_1、鱼精蛋白、神经垂体素等
止痛镇静、抗惊厥药	哌替啶(哌替啶)、地西泮(安定)、苯巴比妥钠、硫喷妥钠、氯丙嗪等
解毒药	阿托品、碘解磷定、氯解磷定、亚甲蓝等
碱性药	5%碳酸氢钠溶液、11.2%乳酸钠溶液等
其他	0.9%生理盐水、林格氏液、各种浓度的糖水、糖盐水、低分子右旋糖酐、10%葡萄糖酸钙、羧甲淀粉等

2)一次性用物:各种注射器及针头、输液器及针头、输血器及输血针头、开口器、

压舌板、牙垫、各种型号的医用橡胶手套、各种型号及用途的橡胶或硅胶导管、无菌治疗巾、无菌敷料等。

5. 其他用物

治疗盘、血压计、听诊器、手电筒、止血带、玻璃接头、夹板、宽胶布、应急灯、多头电源插座,氧气筒或中心供氧系统、加压给氧设备、电动吸引器或中心负压吸引装置,应保障各种急救仪器和设备的完好。

二、危重患者的护理

危重患者病情重而复杂,不仅随时危及生命,而且容易发生压疮、坠积性肺炎、静脉血栓等并发症,护士不仅要注重技术性护理,患者的基础生活护理也不容忽视。应全面、仔细、缜密地观察病情,判断疾病转归。同时注重患者的心理护理,消除患者对死亡的恐惧,消极、沮丧等不良情绪。

(一)危重患者的基础护理

1. 密切观察病情变化

护士须通过对患者生命体征、中枢神经系统、循环系统、呼吸系统和肾功能等进行持续监测,如:颅内压、中心静脉压、心电监护、血气分析、血生化指标等。可以动态了解患者整体状态及各系统脏器的损害程度,对及时发现病情变化、诊断和采取有效的救治措施极为重要。

2. 清除呼吸道分泌物的护理技术

(1)有效咳嗽:咳嗽是一种防御性的呼吸反射,可排出呼吸道内的异物、分泌物,具有清洁、保护和维持呼吸道通畅的作用。护士应指导患者进行有效咳嗽:患者取坐位或半坐卧位,屈膝,上身前倾,双手抱膝或在胸部和膝盖上置一枕头用两肋夹紧,深吸气后屏气 3s(有伤口者,护士应将双手压在伤口两侧),然后患者腹肌收缩及两手抓紧支持物(脚和枕),用力做爆破性咳嗽,将痰咳出,咳嗽间歇应让患者休息。在病情允许的情况下增加活动量,有利痰液松动。

(2)叩击:用手叩击胸背部,借助振动使分泌物松脱而排出体外。其方法是:患者取坐位或侧卧位,操作者将手固定成手背隆起,手掌中空,手指弯曲,拇指靠紧示指,有节奏地自下而上、由外向内轻轻叩打。边叩击边鼓励患者咳嗽,或间隔进行体位引流。注意不可在裸露的皮肤肋骨上下、脊柱、乳房等部位叩击,叩击力量以患者不感疼痛为宜。

(3)体位引流:将患者置于特殊体位,借助重力作用使肺与支气管内所积存的分泌物,流入大气管并咳出体外,称体位引流。体位引流主要适用于支气管扩张、肺脓肿等大量脓痰者,对高血压、心力衰竭、极度衰弱以及使用人工呼吸机等患者禁用。其方法是:

1)根据病变部位不同采取相应的体位进行引流,要求患者患肺处于高位,其引流的支气管开口向下,便于分泌物顺体位引流而咳出。

2)嘱患者间歇深呼吸并尽力咳痰,护士协助轻叩相应部位,可提高引流效果。

3)痰液黏稠者,可给予蒸汽吸入、超声雾化吸入或祛痰药物等,以助排痰。

4)引流可每日 2～4 次,每次 13～30min,宜在空腹时进行。

5)密切观察,如患者出现头晕、面色苍白、出冷汗、血压下降等应停止引流。记录引流液的色、质、量,如引流液大量涌出,应防止窒息,引流液每日小于 30mL,可停止体位引流。

(4)湿化和雾化:通过湿化空气,可减少呼吸道黏膜的刺激,保持气管和支气管黏膜不因干燥而受损。雾化时加入药物,还可起到消炎、镇咳、化痰、改善通气作用,维持呼吸系统的正常生理功能。

3. 加强清洁护理

(1)眼睛的保护:眼睑不能自行闭合的患者,可在眼部涂上金霉素、红霉素眼药膏或覆盖凡士林纱布保护角膜,防止角膜干燥而发生角膜溃疡、结膜炎。

(2)口腔护理:根据需要进行口腔护理,对不能经口腔进食者更应保持口腔卫生。

(3)皮肤护理:认真做好皮肤清洁护理,保持皮肤干燥,及时更换污染的床单和衣物,使床铺平整舒适;做到"六勤一注意",即:勤观察、勤翻身、勤擦洗、勤按摩、勤更换、勤整理,注意交接班,避免压疮发生。

4. 保持肢体功能

经常为患者翻身,做四肢的主动或被动运动,每天 2 或 3 次,轮流将患者的肢体进行伸屈、内收、外展、内旋、外旋等活动,同时进行按摩,预防肌腱及韧带退化、肌肉萎缩、关节僵直、静脉血栓形成和足下垂的发生。

5. 补充营养和水分

危重患者机体分解代谢增强,消耗大,对营养物质的需要量增加,而患者胃口不佳,消化功能减退,为保证患者有足够营养和水分,维持体液平衡,应设法增进患者饮食,并协助自理缺陷的患者进食,对不能进食者,可采用鼻饲或完全胃肠外营养。对大量引流或额外体液丧失的患者,应注意补充足够的水分。

6. 维持排泄功能

协助患者大、小便并保持通畅。必要时给予人工通便或无菌操作下行导尿术。对留置尿管者加强常规护理,保持引流通畅,防止泌尿系统感染。

7. 保持导管通畅

危重患者身上置有多种引流管,如导尿管、胃肠减压管、伤口引流管等,应妥善固定,安全放置,防止扭曲、受压、堵塞、脱落等,确保导管通畅。定期更换引流袋,同时严格执行无菌操作技术,防止逆行感染发生。

8. 确保安全

对意识障碍、烦躁不安、谵妄的患者,应合理使用约束带,防止意外发生。牙关紧闭、抽搐的患者,用缠有纱布的牙垫放在上下臼齿之间,防止舌咬伤,室内光线宜暗,工作人员动作要轻,避免患者因外界刺激而引发抽搐。

(二)危重患者的心理护理

在对危重患者进行抢救和护理的过程中,患者会产生极大的心理压力。如:

(1)病情危重对死亡的恐惧。

（2）突然在短时间完全要依赖于他人。

（3）反复身体检查,甚至触及身体隐私部分。

（4）完全陌生的环境。

（5）仪器和嘈杂的声音。

（6）因使用呼吸机治疗导致沟通障碍等。患者的家人也会因自己所爱的人的生命受到威胁而焦虑和担忧,因此,在抢救危重患者生命的同时,护理人员还须努力做好心理护理:

（1）表现出对患者无微不至的照顾、关心和尊敬,态度要和蔼、诚恳、富有同情心。

（2）在任何操作前向患者做简单、清晰的解释,语言应精练易于理解,举止应稳重、操作应娴熟。给患者充分的信赖感和安全感。

（3）对于因气管插管、气管切开等原因失去了语言表达能力的患者,要加强非语言交流,使用一些辅助用具,保证与患者的有效沟通。

（4）尽可能多地采取"治疗性触摸",可以引起患者注意,传达关心、关爱、支持的信息。

（5）病室内应安静,尽量降低各种噪声,护士工作中应做到"四轻",即说话、走路、操作、关门轻;在操作检查治疗时,应注意保护患者隐私。在适当位置悬挂时钟,让患者有时间的概念,对生命充满信心。

（6）在条件允许的情况下,可运用放松训练和音乐治疗方法减轻和缓解患者焦虑、紧张的情绪。

第三节 常用抢救技术

急救的最基本目的就是挽救生命,护理人员对临床常用急救技术掌握的程度可以直接影响到对急危重患者抢救方案的实施,以及抢救的成败。因此护理人员必须掌握必要的急救知识与技能。

一、基础生命支持技术

心肺脑复苏(CPCR)是对由于外伤、中毒、意外低温、淹溺和电击等各种原因,导致的心跳骤停,致使全身血液循环中断、呼吸停止、意识丧失等所采取的旨在恢复循环、呼吸、和大脑功能的一系列及时、规范、有效的急救措施的总称。

心肺复苏(CPR)是针对呼吸、心跳停止,紧急采取重建和促进心脏、呼吸有效功能恢复的一系列措施。

心肺脑复苏包括三个阶段:基础生命支持(BLS)、高级生命支持(ACLS)、持续生命支持(PLS)阶段,本节重点介绍 BLS 阶段。

基础生命支持技术(BLs)又称为现场急救,是心肺复苏中的初始急救技术,无论专业或非专业人员一旦判断患者心脏骤停,都应立即徒手进行心肺复苏(CPR)基础生命支持可以针对任何原因所致的心搏骤停和呼吸停止的患者,心脏停搏 4~6min 后开始出现脑细胞损伤;10min 后脑细胞发生不可逆的损伤。因此,对心脏停搏、呼吸骤停患者的抢救开始的时间越早越好,抢救成功率越高。根据《2010美国心脏协会心肺复苏及心血管急救指南》的标准,基础生命支持技术主要包括:胸外心脏按压(compression,C)、开放气道(airway,A)、人工呼吸(breathing,B)。

(一)心脏骤停的原因

电击、溺水、器质性心脏病、手术和麻醉意外,水电解质及酸碱平衡紊乱,药物中毒或过敏等。

(二)临床表现

(1)清醒患者突然神志消失。

(2)大动脉摸不到搏动,测不到血压,无心音。

(3)无自主呼吸。

(4)瞳孔散大,光反射消失。

(5)面色发绀或苍白。

(三)CPR的步骤

(1)判断。

(2)急救与呼救。

(3)实施C人工循环＋A开放气道＋B人工呼吸。

1. 目的

通过实施心肺复苏术,建立患者的循环、呼吸功能,保证其重要脏器的血液供应,尽快恢复其心跳、呼吸和大脑功能。

2. 评估

心脏骤停的判断

(1)轻拍并大声呼叫患者,无反应,为意识丧失。

(2)触摸颈动脉搏动,位置要准确,用示指、中指先触及颈前正中甲状软骨,然后滑向与胸锁乳突肌之间的凹陷,触摸时间不超过10s。《2010美国心脏协会心肺复苏及心血管急救指南》规定医务人员10s内未扪及动脉搏动应开始按压(C－A－B程序)并使用自动体外除颤器(AED)。

(3)快速检查呼吸,一看,胸廓起伏,二听,呼吸音,三感觉,鼻孔有无气流,确定没有呼吸或仅仅是叹息后即停止,为无自主呼吸。

3. 计划

(1)操作者准备:正确判断患者呼吸、心脏停搏,熟悉基本生命支持技术的操作和抢救程序。

(2)用物准备:呼吸膜(纱布),必要时备木板、脚踏凳。

(3)患者体位:仰卧于硬板床或地上,解开患者的领扣、领带及腰带等束缚物。

(4)环境准备:确认周围环境安全,立即就地抢救。

4. 实施

(1)操作流程:操作流程及说明(表2－3)。

表 2-3　徒手心肺复术

操作流程	流程说明	要　点
安全确认	·首先确定环境安全	
判断病情	·检查患者,确认患者无意识、大动脉无搏动,判断病情无自主呼吸(终末叹气应看作无呼吸)时间<10s	
呼救求助	立即抢救同时呼救(如快来人啊！请帮忙拨打120),记录时间	·电话中说明意外发生的原因、地点、人数、伤情等
安置体位	仰卧位于硬板床或地上,去枕、头后仰,松开领口、领带、围巾及腰带	·注意避免随意移动患者;该体位有助于胸外心脏按压的有效性;避免误吸,有助于呼吸
C 胸外心脏按压	·(1)抢救者站在或跪于患者右侧 (2)按压部位:两乳头连线的中点与胸骨的交点(胸骨中下 1/3 交界处),右手中指先触及肋弓下缘,滑向双侧肋弓的汇合点定位,示指并拢,左手掌根部贴于示指并放于胸骨上,右手掌交叉重叠手指翘起离开胸壁 (3)腕、肘、肩关节伸直与胸骨垂直,利用上身重量有节律的下压,使胸骨下陷不少于 5cm(成人),解除压力,使胸骨自然复位 (4)按压频率不少于 100/min,放松时手掌根不离开胸壁	·按压部位应准确,避免偏离胸骨而引起肋骨骨折或肝脾破裂等并发症。按压同时应大声报数 ·按压与放松时间比是 1:1 尽可能减少胸外按压中断,检查心肺情况控制在 10s 以内
清理气道	·清理口鼻腔分泌物,呕吐物、异物,有义齿者应取下	
A 开放气道	·仰头举颏法 抢救者一手的小鱼际置于患者前额,用力向下压使其头部后仰,另一手示指、中指置于患者的下颌骨边缘,将颏部向上抬起,打开气道。 ·仰头抬颈法 抢救者一手抬起患者颈部,另一手以小鱼际部位置于患者前额,使其头后仰,颈部上托 ·托下颌法 抢救者双肘置患者头部两侧,持双手示、中、无名指放在患者下颌角后方,向上或向后抬起下颌	·后仰程度为下颌、耳郭的连线与地面垂直,此方法最常用 ·以上两种方法头、颈部损伤患者禁用 ·患者头保持正中位,不能使头后仰,不可左右扭动。适用于怀疑有颈椎损伤患者

续表

操作流程	流程说明	要　　点
B 人工呼吸	·口对口人工呼吸法 (1)在患者口鼻盖呼吸膜或单层纱布 (2)用压额头的手的拇指和示指捏住患者鼻孔 (3)双唇包严患者口唇吹气,持续 1秒,有效指标:看到患者胸廓隆起为度 (4)吹气完毕,松开鼻翼,侧头吸入新鲜空气,同时注意观察胸部复原情况,连续两次	
人工呼吸	·成人每 5～6s 吹气一次,频率为 10～13/min ·口对鼻人工呼吸法 用仰头抬颏法,同时抢救者用举颏的手将患者口唇闭紧深吸一口气,双唇包严患者鼻部吹气(吹气的方法同上) ·口对口鼻人工呼吸法 抢救者双唇包住患者口鼻部吹气(吹气时间和频率同口对口人工呼吸法)	·首选方法,防止交叉感染 ·防止吹气时气体从口鼻溢出,维持肺泡通气和氧合作用 ·用于口腔严重损伤或牙关紧闭患者,防止吹气时气体由口唇逸出 　·适用于婴幼儿。吹气时间要短,均匀缓慢吹气,防止气体进入胃部,引起胃膨胀
效果判断	·有效指标: 口唇渐转红润,散大瞳孔缩小,按压时大动脉能触摸到搏动,可出现呻吟或自主呼吸。复苏成功后撤去按压木版,协助患者头下垫枕	·按压必须同时与人工呼吸配合,按30:2(1 个周期)进行,每 5 个周期停<10s 检查呼吸、脉搏
观察监护	·观察病情,实施高级生命支持,用简易呼吸器或人工呼吸机维持呼吸,加强监护	

(2)注意事项

1)遇头颈、脊椎外伤者不宜抬颈或搬动,以免脊髓损伤。

2)呼叫患者时不要摇动患者,做到"轻拍重唤"。

3)判断心跳、呼吸停止要迅速准确,尽早进行 CPR。

4)胸外心脏按压频率:每分钟至少 100 次;保证每次按压后胸廓回弹;尽量减少按压中断(控制在 108 内);按压深度:成人至少 5cm,儿童或婴儿至少 1/3 前后径。

5)胸外心脏按压与人工呼吸比,成人无论单人和双人法均为 30:2。儿童或婴儿:单人操作 30:2,双人操作 15:2。连续做 5 个循环,然后进行评估。

6)人工呼吸要强调效果,每次吹气要见明显胸廓隆起,吹气大约 1s 时间。

7)把持简易呼吸器时采用 CE 手法,面罩要包严患者口鼻,以防漏气。无氧源时挤压球囊 2/3,潮气量 700～1000mL。

8)严重胸廓畸形,肋骨骨折,血气胸,心脏压塞,心脏外伤等禁用胸外心脏按压,应立即配合医生进行胸内心脏按压。

5. 评价

心肺复苏过程中应密切观察患者心肺复苏的有效指征,包括:

(1)可触及大动脉(股、颈动脉)搏动,收缩压维持在 8kPa(60mmHg)以上。

(2)口唇、面色、甲床等颜色由发绀转为红润。

(3)室颤波由细小变为粗大,甚至恢复窦性心律。

(4)散大的瞳孔缩小,对光反射存在。

(5)自主呼吸恢复。

(6)昏迷变浅,出现反射或挣扎。

二、氧气疗法

氧是生命活动所必需的物质,如果组织得不到足够的氧或不能充分利用氧,组织的代谢、功能、甚至形态结构都可能发生异常改变,这一过程称为缺氧。氧气疗法是指通过给氧,提高动脉血氧分压(PaO_2)和动脉血氧饱和度(SaO_2),增加动脉血氧含量(CaO_2),纠正各种原因造成的缺氧状态,促进组织的新陈代谢,维持机体生命活动的一种治疗方法。

(一)缺氧的分类和氧气疗法的适应证

1. 低张性缺氧

由于吸入气体氧分压过低,肺通气障碍,静脉血分流入动脉血引起。主要特点为动脉血氧分压降低,动脉血氧含量减少,组织供氧不足。常见于高山病、慢性阻塞性肺部疾病、先天性心脏病等。

2. 血液性缺氧

由于血红蛋白数量减少或性质改变,造成血氧含量降低或血红蛋白结合的氧不易释放所致。常见于贫血、一氧化碳中毒、高铁血红蛋白血症等。

3. 循环性缺氧

由于组织血流量减少,使组织供氧量减少所致。其原因为全身性循环性缺氧和局部性循环性缺氧。常见于休克、心力衰竭、大动脉栓塞等。

4. 组织性缺氧

由于组织细胞利用氧异常所致。其原因为组织中毒、细胞损伤、呼吸酶合成障碍。常见于氰化物中毒、大量放射线照射等。

以上四类缺氧中,低张性缺氧的氧疗效果最好。吸氧能提高 PaO_2、SaO_2、CaO_2,使组织供氧增加。对于一氧化碳中毒,心功能不全、心排血量严重下降、大量失血、严重贫血等也有良好的治疗作用。

(二)缺氧程度

除临床表现外,主要根据动脉血氧分压(PaO_2)和动脉血氧饱和度(SaO_2)来对缺氧程度进行判断,但不足之处是不能正确地反映组织缺氧状态。混合静脉血氧分压(PVO_2)可反映组织缺氧状态(表 2—4)。

表 2—4　缺氧程度的判断

程度	发绀	呼吸困难	神志	血气分析	
				PaO2(mmHg)	SaO2(%)
轻度	无	不明显	清楚	50～70	>80
中度	明显	明显	正常或烦躁	30～50	60～80
重度	显著	严重(三凹征)	昏迷或半昏迷	<30	<60

轻度低氧血症一般不需氧疗。如有呼吸困难,可给予低流量低浓度(氧流量1～2L/min)吸氧;中度低氧血症需氧疗;重度低氧血症是氧疗的绝对适应证。

(三)供氧装置

临床有氧气筒和管道氧气装置(中心供氧装置)两种:

1. 氧气筒及氧气表装置

(1)氧气筒:是一圆柱形无缝钢筒,筒内可耐高压达 14.7MPa(130kg/cm²)的氧,容纳氧气 6000L。氧气筒的顶部有一总开关,控制氧气的进出。氧气筒颈部的侧面,有一气门与氧气表相连,是氧气自筒中输出的途径。

(2)氧气表:由压力表、减压器、流量表、湿化瓶及安全阀组成。压力表可测知氧气筒内的压力,以 MPa(kg/cm²)表示。减压器是一种弹簧自动减压装置,将来自氧气筒内的压力减至 0.2～0.3MPa(2～3kg/cm²),使流量平稳,保证安全。流量表用来测量每分钟氧气的流出量,流量表内有浮标,从浮标上端平面所指的刻度,可知每分钟氧气的流出量。湿化瓶内装 1/3～1/2 蒸馏水,通气管浸入水中,湿化瓶出口和鼻导管相连。安全阀的作用是当氧流量过大、压力过高时,安全阀内部活塞自行上推,使过多的氧气由四周小孔流出,以确保安全。氧气浓度与流量的关系:吸氧浓度(%)=21+4×氧流量(L/min)

2 管道氧气装置(中心供氧装置)

院氧气集中由供应站负责供给,设管道至病房、门诊、急诊等。供应站有总开关控制,各用氧单位连接流量表即可使用。此法迅速、方便。

(四)氧疗方法

(1)鼻导管给氧法:是将细鼻导管从患者一侧鼻腔插入鼻咽部(鼻尖至耳垂的2/3)。此法患者不易耐受,且导管对鼻腔产生压力而易被分泌物堵塞。因而目前不常用。

(2)鼻塞法:有单孔和双孔两种鼻塞,鼻塞是一种用塑料制成的球状物,将鼻塞塞入鼻孔鼻前庭内给氧的方法。此法可避免鼻导管对鼻黏膜的刺激,患者较为舒适。

(3)面罩法:将面罩置于患者的口鼻部供氧,氧气自下端输入,呼出的气体从面罩两侧孔排出。由于口、鼻部都能吸入氧气,效果较好。给氧时必须有足够的氧流量,一般需 6～8L/min。可用于病情较重,氧分压明显下降者。

(4)氧气头罩法:将患者头部置于头罩里,罩面上有多个孔,可以保持罩内一定的氧浓度、温度和湿度。头罩与颈部之间要保持适当的空隙,防止二氧化碳潴留及重复吸入。此法主要用于小儿。

(5)氧气枕法:氧气枕是一长方形橡胶枕,枕的一角有一橡胶管,上有调节器可调节氧流量,氧气枕充入氧气,接上湿化瓶即可使用。此法可用于家庭氧疗、危重患者的抢救或转运途中,以枕代替氧气装置。

(6)双管头吸氧管给氧法:是将双侧鼻导管插入鼻孔内约 1cm,导管环固定稳妥即可。此法比较简单,患者感觉比较舒适,容易接受,因而是目前临床上常用的给氧方法之一。

1. 目的

纠正各种原因造成的缺氧状态,提高动脉血氧分压(PaO_2)和动脉血氧饱和度(SaO_2),增加动脉血氧含量(CaO_2)。促进组织的新陈代谢,维持机体生命活动。

2. 评估

(1)患者年龄、病情、意识、治疗情况,心理状态及合作程度。

(2)患者缺氧程度、血气分析结果。

3. 计划

(1)操作者准备:衣帽整洁,修剪指甲,洗手,戴口罩。

(2)用物准备:治疗盘内备:小药杯(内盛冷开水)、纱布、弯盘、一次性吸氧管、棉签、扳手。治疗盘外备:管道氧气装置或氧气筒及氧气压力表装置、氧记录单、笔。

(3)患者准备:了解吸氧的目的、方法、注意事项及配合要点;体位舒适,情绪稳定。

(4)环境准备:室温适宜、光线充足、安静、远离火源。

4. 实施

(1)操作流程:操作流程及说明(表 2—5):

表 2—5 双管头吸氧管给氧法

操作流程	流程说明	要 点
核对解释	·携用物至患者床旁,核对、解释,说明目的,取得合作	
装表连接	·将氧气表装在氧气筒上(若为中心供氧,将流量表插入床头中心管道供氧装置孔内) 湿化瓶盛蒸馏水或冷开水 1/3～1/2 满,连接好湿化瓶	·装表口诀:一吹(尘)、二上(表)、三紧(拧紧)、四查(检查)
清洁鼻腔	·用棉签蘸水清洁双侧鼻腔	·检查鼻腔有无分泌物堵塞及异常
接管调节	·连接鼻导管,根据需要调节流量,浮标上缘所对准的刻度为流量读数	·轻度缺氧 1～2L/min,中度缺氧 2～4L/min,重度缺氧 4～6L/min,小儿 1～2L/min,心脏骤停和一氧化碳中毒者可 8～10L/min

续表

操作流程	流程说明	要　　点
插管固定	·鼻导管蘸水湿润并检查是否通畅；将鼻导管插入双侧鼻孔约1cm，将导管绕过耳后，固定于下颌处，松紧适宜	·告诉患者和家属用氧期间不可自行调节流量
记录观察	·记录给氧时间、氧流量、患者反应；观察缺氧症状、实验室指标、氧气装置是否漏气及通畅、有无出现氧疗不良反应	
停氧整理	·先取下鼻导管，再关流量表；整理床单位，协助患者取舒适体位；取下流量表，整理用物，记录停氧时间	·卸表口诀：一关（总开关及流量开关）、二扶（压力表）、三松（氧气筒气门与氧气表连接处）、四卸（表）

(2)注意事项

1)用氧前，检查氧气装置有无漏气，是否通畅。

2)使用氧气时，应先调节流量后应用。停用氧气时，应先拔出导管，再关闭氧气开关。中途改变流量时，先分离鼻导管与湿化瓶连接处，调节好流量再接上。以免一旦开关出错，大量氧气进入呼吸道而损伤肺部组织。

3)常用的湿化液有冷开水、蒸馏水。急性肺水肿用20%～30%乙醇，具有降低肺泡内泡沫的表面张力，使肺泡泡沫破裂、消散，改善肺部气体交换，减轻缺氧症状的作用。

4)严格遵守操作规程，注意用氧安全，切实做好"四防"，即防震、防火、防热、防油。氧气筒搬运时要避免倾倒撞击。氧气筒应放阴凉处，周围严禁烟火及易燃品，距明火5m以上，距暖气1m以上，以防引起燃烧。氧气表及螺旋口勿涂油，也不用带油的手装卸。

5)氧气筒内氧勿用尽，压力表至少要保留0.5MPa(5kg/cm^2)，以免灰尘进入筒内，再充气时引起爆炸。

6)对有氧的或已用尽的氧气筒，应分别悬挂"满"或"空"的标志，既利于及时调换，也便于急用时搬运，提高抢救速度。

7)用氧过程中，应密切观察缺氧症状有无改善，呼吸是否通畅。

5. 评价

(1)患者愿意配合、缺氧症状改善。

(2)患者及家属了解正确使用氧疗的方法及注意事项等相关知识。

(3)未见呼吸道损伤及其他意外发生。

(五)氧疗监护

1. 缺氧症状好转

患者由烦躁不安转为安静、心率变慢、血压上升、呼吸平稳、皮肤红润温暖、发绀消失,说明缺氧症状改善。

2. 实验室检查指标

可作为氧疗监护的客观指标。主要观察氧疗后 PaO_2(95～100mmHg)、$PaCO_2$(正常值 35～45mmHg)、SaO_2(正常值 96%～100%)等。

3. 氧气装置

有无漏气,管道是否通畅。

(六)氧疗的不良反应和预防

当氧浓度高于 60%、时间持续超过 24h,可出现氧疗不良反应。常见的不良反应有:

1. 氧中毒

其特点是肺实质的改变,表现为胸骨下不适、疼痛、灼热感,继而出现呼吸增快、恶心、呕吐、烦躁、断续的干咳。预防措施:避免长时间、高浓度氧疗,动态监测血气分析和观察氧疗的治疗效果。

2. 肺不张

吸入高浓度氧气后,肺泡内氮气被大量置换,一旦阻塞支气管,其所属肺泡内的氧气被肺循环血液迅速吸收,引起吸入性肺不张。表现为烦躁,呼吸、心率增快,血压上升,继而出现呼吸困难、发绀、昏迷。预防措施:鼓励患者做深呼吸,多咳嗽和经常改变卧位、姿势,防止分泌物阻塞。

3. 呼吸道分泌物干燥

氧气是一种干燥气体,吸入后会导致呼吸道黏膜干燥,分泌物黏稠,不易咳出,且有损纤毛运动。预防措施:氧气吸入前一定要先湿化再吸入,以此减轻刺激作用。

4. 晶状体后纤维组织增生

常见于暖箱中的早产儿。当暖箱中所供氧气浓度过高时,可引起婴儿视网膜血管收缩、视网膜纤维化,最后出现不可逆转的失明。预防措施:应控制氧浓度和给氧时间。

5. 呼吸抑制

常见于Ⅱ型呼吸衰竭者(PaO_2 降低、$PaCO_2$ 增高),由于 $PaCO_2$ 长期处于高水平,呼吸中枢失去了对二氧化碳的敏感性,呼吸的调节主要依靠缺氧对外周化学感受器的刺激来维持,吸入高浓度氧,解除缺氧对呼吸的刺激作用,使呼吸中枢抑制加重,导致呼吸动作减弱或呼吸停止。预防措施:对于Ⅱ型呼吸衰竭患者应给予低浓度、低流量吸氧并保持呼吸通畅。

三、吸痰法

吸痰法是指经口、鼻腔、人工气道将呼吸道的分泌物吸出,以保持呼吸道通畅,预防吸入性肺炎、肺不张、窒息等并发症的一种方法。临床上用于各种原因引起的不能有效咳嗽、排痰者。如:年老体弱、危重、昏迷、麻醉未清醒等患者。

吸痰装置包括中心吸引器、电动吸引器两种,均是利用负压吸引原理,连接导管吸出痰液。各大医院均设中心负压装置,吸引器管道连接到个病床单位,使用时只需接上吸痰管,开启开关,即可吸引,十分方便。在紧急状态下,可用注射器吸痰及口对口吸痰。前者用50～100mL注射器连接导管进行抽吸;后者由操作者托起患者下颌,使其头后仰并捏住患者鼻孔,口对口吸出呼吸道分泌物,解除呼吸道梗阻症状。

电动吸引器由马达、偏心轮、气体过滤器、压力表、安全瓶、贮液瓶组成。安全瓶、贮液瓶可贮液1000mL,瓶塞上有两个玻璃管,并有橡胶管相互连接。接通电源后,可使瓶内呈负压,将痰吸出。

(一)目的

通过吸痰清除呼吸道分泌物,保持呼吸道通畅;促进呼吸功能,改善肺通气;预防并发症发生。

(二)评估

(1)评估患者年龄、病情、意识、治疗情况,有无将呼吸道分泌物排出的能力,心理状态及合作程度。

(2)向患者解释吸痰的目的、方法、注意事项及配合要点。

(三)计划

1. 操作者准备

衣帽整洁,修剪指甲,洗手,戴口罩。

2. 用物准备

(1)治疗盘内备无菌生理盐水1瓶、消毒液1瓶、弯盘、消毒纱布、无菌手套、一次性吸痰管数根。

(2)治疗盘外备电动吸引器或中心负压吸引装置,听诊器,溶液瓶(内盛有消毒液,置于床栏处),可消毒吸引器上玻璃接管。必要时备压舌板、张口器、舌钳、电插板等。

3. 患者准备

愿意合作,体位舒适,情绪稳定。

4. 环境准备

室温适宜、光线充足、环境安静。

(四)实施

1. 操作流程

操作流程及说明(表2-6)。

表2-6　电动吸引器吸痰法

操作流程	流程说明	要　点
核对解释	·携用物至患者床旁,核对医嘱、确认患者、取得合作	
检查调压	·接通电源,打开开关,检查吸引器性能及管道连接,调节负压	·一般成人40.0～53.3kPa 儿童<40.0kPa

续表

操作流程	流程说明	要 点
体位安置	·患者头偏向一侧,面向操作者检查患者口、鼻腔,取下活动义齿	·若口腔吸痰有困难,可由鼻腔吸引;昏迷患者可用压舌板或张口器帮助打开口腔
接管试吸	·右手戴无菌手套连接吸痰管,试吸少量生理盐水,润滑导管前端,检查吸痰管通畅与否	·右手取吸痰管与左手吸引器管相连接
抽吸痰液	·在无负压状态下,右手持吸痰管插入口咽部(10～15cm),打开负压,先吸口咽部分泌物,再吸气管内分泌物。左右旋转,向上提管,吸净痰液	·为气管切开患者吸痰,注意无菌操作,先吸气管切开处,再吸口(鼻)部
拔管消毒	·右手将用过的吸痰管缠于手中,与吸引器管分离,将吸引管吸消毒液冲洗管道,以免分泌物堵塞吸痰导管,关闭吸引器,将吸引管头放消毒液瓶内	·右手手套翻转包裹用过的吸痰管
观察整理	·观察患者的面色、呼吸是否改善、痰液性状、量、口腔黏膜有无损伤。安置患者拭净脸部分泌物,体位舒适,用物整理	
洗手记录	·洗手,记录吸痰时间,痰液性状、量,患者呼吸情况	

2. 注意事项

(1)吸痰前,检查电动吸引器性能是否良好,连接是否正确。

(2)每吸痰一次应更换一根吸痰管,以免引起感染。吸痰盘每天更换1～2次。

(3)吸痰动作轻柔,防止固定在一处或吸力过大损伤呼吸道黏膜。

(4)痰液黏稠时,可配合叩击,蒸气吸入,雾化吸入,提高效果。

(5)贮液瓶内吸出液不得超过2/3,应及时倾倒。

(6)每次吸痰时间<15s,以免造成缺氧。

(五)评价

(1)患者愿意配合,患者及家属了解呼吸道疾病的预防保健知识

(2)患者呼吸道分泌物能及时吸出,气道通畅、呼吸改善、纠正缺氧。

四、洗胃法

洗胃是将胃管插入患者胃内,反复注入和吸出一定量的溶液,以冲洗并排除胃内容物,减轻或避免吸收中毒的胃灌洗方法。

(一)目的

(1)解毒用于清除急性食物或药物中毒,胃内毒物或刺激物,减少毒物吸收,还可利用不同灌洗液进行中和解毒。服毒后4～6h内洗胃效果最佳。

(2)减轻幽门梗阻患者胃黏膜水肿。

(3)手术或某些检查前的准备如食管下段、胃部、十二指肠手术前。

(二)评估

(1)评估患者年龄、病情、医疗诊断、意识状态、生命体征等;口鼻黏膜有无破损,有无活动义齿;心理状态以及对洗胃的耐受能力、合作程度等。

(2)向患者解释洗胃的目的、方法、注意事项及配合要点。

(三)计划

1. 操作者准备

衣帽整洁,修剪指甲,洗手,戴口罩。

2. 用物准备

根据不同的洗胃方法进行用物准备。

(1)口服催吐法:

1)治疗盘内置:量杯、压舌板、水温计、防水围裙。

2)洗胃溶液:按医嘱根据毒物性质准备拮抗性洗胃溶液(表2-7)。一般用量为10000~20000mL,将洗胃溶液温度调节到25℃~38℃。

3)水桶2只(1盛洗胃液,1盛污水)。

4)必要时为患者准备洗漱用物(可取自患者处)。

表2-7　常见药物中毒的灌洗液和禁忌药物

毒物种类	洗胃溶液	禁忌药物
酸性物	镁乳、蛋清水、牛奶	
碱性物	5%醋酸溶液、白醋、柠檬水、蛋清水、牛奶	
氰化物	饮3%过氧化氢溶液后引吐,1:15000~1:20000高锰酸钾洗胃	
敌敌畏	2%~4%碳酸氢钠溶液,0.9%生理盐水、1:5000高锰酸钾洗胃	
1605、1059、4049(乐果)	2%~4%碳酸氢钠溶液洗胃	高锰酸钾
敌百虫	1%盐水或清水,1:5000高锰酸钾洗胃	碱性药物
DDT(灭害灵)、666	温开水或生理盐水洗胃,50%硫酸镁或硫酸钠导泻	油性泻药
巴比妥类(安眠药)	1:5000高锰酸钾,生理盐水或淡盐水洗胃硫酸钠导泻	硫酸镁
灭鼠药(磷化锌)	1:5000高锰酸钾洗胃、10%硫酸铜洗胃;口服0.5%~1%硫酸铜溶液每次10mL,每5~10分钟服一次,连服数次,总量不超过100mL,配合用压舌板刺激舌根催吐,硫酸钠导泻	硫酸镁及其他油类食物

续表

毒物种类	洗胃溶液	禁忌药物
发芽马铃薯、毒蕈	1%～3%鞣酸	
河豚、生物碱	1%活性炭悬浮液	

注:(1)蛋清水可黏附于黏膜或创面上,从而起保护性作用,并可使患者减轻疼痛;(2)氧化剂能将化学性毒品氧化,改变其性能,从而减轻或去除其毒性;(3)1605、1059、4049(乐果)等禁用高锰酸钾洗胃,否则可氧化成毒性更强的物质;(4)敌百虫遇碱性药物可分解出毒性更强的敌敌畏,其分解过程可随碱性的增强和温度的升高而加速;(5)巴比妥类药物采用硫酸钠导泻是利用其在肠道内形成的高渗透压,而阻止肠道水分和残存的巴比妥类药物的吸收,促其尽早排出体外。硫酸镁对中枢有抑制作用而硫酸钠没有,不会加重巴比妥类药物毒性;⑥磷化锌中毒口服硫酸铜,可使其成为无毒的磷化铜沉淀,阻止吸收,并促进其排出体外。磷化锌易溶于油类物质,如果中毒,忌用鸡蛋、牛奶、油类等食物,以免促使磷的溶解吸收

(2)胃管洗胃法:

1)治疗盘内:无菌洗胃包(内有胃管或使用一次性胃管、镊子、纱布)、橡胶围裙、治疗巾、检验标本容器或试管、量杯、水温计、压舌板、弯盘、棉签、50mL注射器、听诊器、手电筒、液状石蜡、胶布,必要时备张口器、牙垫、舌钳放于治疗碗内、无菌手套。

2)洗胃溶液:同口服催吐法,水桶2只(1盛洗胃液,1盛污水)。

3)漏斗胃管洗胃法需另备漏斗胃管。

4)自动洗胃机洗胃法需准备自动洗胃机。

3. 患者准备

取舒适体位,了解洗胃的注意事项及配合要点。

4. 环境准备

安静、整洁、必要时围帘或屏风遮挡。

(四)实施

1. 操作流程及说明

(1)口服催吐法适用于清醒并且合作的患者。(见表2-8)。

表2-8 口服催吐法

操作流程	流程说明	要点
核对解释	·携用物至患者床旁,核对、解释、说明目的取得合作	·此法用于服毒量少的清醒合作者
体位安置	·患者取坐位或半坐卧位,围好防水围裙,置污水桶于患者座位前	·若有义齿应取下
口服催吐	·指导患者每次饮约300～500mL灌洗液,用压舌板刺激舌根催吐至吐出的灌洗液澄清无味为止	·操作中要注意患者一般情况,询问其感受,观察吐出物,注意有无出血等情况

续表

操作流程	流程说明	要　点
整理记录	·协助患者漱口、擦脸、整理床单位、取舒适卧位;清理用物、洗手,记录灌洗液名称、量,洗出液的量、颜色、气味,必要时留标本送检	

（2）漏斗胃管洗胃法:利用虹吸原理,将溶液灌入胃内,再吸引出来的方法。（见表2-9）。

表2-9　漏斗胃管洗胃法

操作流程	流程说明	要　点
核对解释	·携用物至患者床旁,核对、解释、说明目的取得合作	
卧位安置	·患者取座位或半坐卧位中毒较重者取左侧卧位,若有义齿应取下昏迷患者去枕平卧位头偏向一侧,用张口器打开口腔,颌下铺治疗巾,口角置弯盘	
润滑插管	·戴手套,测量长度(前额发际至剑突距离约55~60cm),液状石蜡浸润纱布润滑胃管前端(插入长度的1/3),左手用纱布托着胃管,右手用纱布裹胃管前端5~6cm处,从口腔插入(不合作者由鼻腔插入)	·插管动作轻、稳、准,尽量减少对患者的刺激与不适
检查固定	·挤压漏斗,抽出胃内容物后说明在胃内,用胶布固定	·利用挤压橡胶球所形成的负压作用,抽出胃内容物,留取第一次标本送检
抽净胃内容物	·置漏斗低于胃部水平位置,挤压橡胶球,抽尽胃内容物必要时留标本送检	
灌液洗胃	·举漏斗高过头部30~50cm,将洗胃液缓慢倒入300~500mL于漏斗内,当漏斗内尚余少量溶液时,速将漏斗降低至胃部位置以下,并倒向污水桶内(利用虹吸原理)反复灌洗,直至洗出液澄清无味为止	·每次灌洗不得超过500mL,否则易加速毒物吸收、致误吸或窒息等;如引流不畅可挤压橡胶球加压吸引;每次灌入量和洗出量应基本相等,否则致胃潴留
拔管整理	·洗毕,反折胃管末端,纱布包裹迅速拔除;协助患者漱口、擦脸、整理床单位、取舒适卧位	
观察记录	·清理用物、洗手,记录灌洗液名称、量,洗出液的量、颜色、气味、患者情况	

（3）自动洗胃机洗胃法:利用电磁泵作为动力源,通过自控电路的控制,使电磁阀自动转换动作,先从胃内抽出胃内容物,再使洗胃溶液对胃壁黏膜进行冲洗,同时将胃内污液通过胃管抽出,达到解毒、迅速排出毒物的目的。操作流程及流程说明见表（见表2－10）。

表2－10　自动洗胃机洗胃法

操作流程	流程说明	要　点
核对解释	·携用物至患者床旁,核对、解释、说明目的取得合作	
检查连管	·通电,打开开关,检查机器功能,调节参数连接各种管道,进液管接清水桶、出液管接污水桶	
插管洗胃	·患者准备、插管同"漏斗胃管洗胃法",将胃管末端与洗胃机接胃管处连接依次按键,先吸出胃内容物,再用洗胃液对胃壁黏膜进行反复冲洗,每次入量300～500mL直至洗出液澄清无味为止	·密切观察患者病情、生命体征变化,洗胃液出入量的平衡,洗出液的颜色、气味
整理用物	·洗胃完毕,反折胃管末端,保留一定时间,以备再次洗胃(有机磷中毒患者保留24h以上);将洗胃机的胃管、进液管、出液管同时放在清水中,按清洗键清洗干净取出,排尽机器内的水,关机。整理用物归位	
观察记录	·洗手,记录洗胃时间,洗胃次数,洗胃液量、颜色、气味	

2. 注意事项

（1）首先了解患者中毒情况,如患者中毒的时间、途径、毒物性质、种类、量等,来院前是否已有呕吐。

（2）当中毒物质不明时,先抽胃内容物送检,洗胃溶液可选用温开水或生理盐水。待毒物性质明确后,再用对抗剂洗胃。

（3）适应证:非腐蚀性毒物中毒的患者可以洗胃,如有机磷、安眠药、重金属类、生物碱及食物中毒等。

（4）禁忌证:强腐蚀性毒物(如强酸、强碱)中毒,肝硬化伴食管胃底静脉曲张,胸主动脉瘤,近期内有上消化道出血及胃穿孔,胃癌等。患者吞服强酸、强碱等腐蚀性药物,禁忌洗胃,以免造成穿孔。可按医嘱给予药物或迅速给予物理性拮抗剂,如牛奶、豆浆、蛋清、米汤等以保护胃黏膜。上消化道溃疡、食道静脉曲张、胃癌等患者一般不洗胃,昏迷患者洗胃应谨慎。

（5）急性中毒患者,应紧急采用"口服催吐法",必要时进行洗胃,以减少毒物的吸收。插管时,动作要轻、快,切勿损伤食管黏膜或误入气管。

（6）洗胃过程中应随时观察患者的面色、生命体征、意识等病情变化。洗胃并发症包括急性胃扩张、胃穿孔、大量低渗液洗胃致水中毒、水及电解质紊乱、酸碱平衡失调、昏迷患者误吸等。及时观察并做好相应的急救措施,并做好记录。

（五）评价

(1)患者愿意配合,胃内容物得到最大程度的清除。

(2)患者中毒症状得以缓解或控制,康复信心增强。

(3)患者无误吸和急性胃扩张发生。

五、简易呼吸器的使用

是最简单的借助器械加压的人工呼吸装置,可通过人工或机械装置产生通气,对无呼吸患者进行强迫通气,对通气障碍的患者进行辅助呼吸。常用于各种原因所致的呼吸停止或呼吸衰竭的抢救及麻醉期间的呼吸管理。由呼吸囊、呼吸活瓣、面罩和衔接管组成,携带方便,操作简单。

（一）目的

维持和增加机体通气量。纠正威胁生命的低氧血症,改善换气功能,减轻呼吸肌做功。

（二）评估

(1)评估患者有无自主呼吸、呼吸形态、呼吸道是否通畅。

(2)患者的意识、生命体征等。

（三）计划

1. 操作者自身准备

衣帽整洁,修剪指甲,洗手,戴口罩。

2. 用物准备

简易呼吸器。

3. 患者准备

(1)了解简易呼吸器使用的目的、方法、注意事项及配合要点。

(2)患者取仰卧,去枕,头后仰,如有活动义齿应取下;解开领扣、领带及腰带;清除上呼吸道分泌物或呕吐物,保持呼吸道通畅。

4. 环境准备

室温适宜、光线充足、环境安静。

（四）实施

1. 操作流程及流程说明

见表 2—11

表 2—11 简易呼吸器的使用方法

操作流程	流程说明	要　点
核对解释	·携用物至患者床旁,核对、解释、说明目的取得合作;协助患者仰卧在床上,去枕,取下活动义齿	

续表

操作流程	流程说明	要　　点
开放气道	解开患者衣领,清除患者上呼吸道的分泌物和呕吐物。使患者的头后仰,托起患者下颌,开放气道	
扣紧面罩	·将面罩包严在患者的口鼻,避免漏气	·采用 C－E 手法
挤压气囊	·用手有规律的挤压气囊,频率保持在 16～20/min,使空气或氧气 自吸气活瓣进入患者肺内,放松时,肺内气体从呼气活瓣排出	
观察记录	·操作过程中注意观察患者的自主呼吸情况,如有,则应与其同步,记录使用时间、效果及患者的反应	

2. 注意事项

(1)呼吸器要定时检查、测试、维修,以免活塞漏气导致患者得不到有效通气。

(2)简易呼吸器挤压程度,无氧源时挤压球囊 2/3,潮气量为 700～1000mL;有氧源时,将氧流量调至 8～10L/min,挤压球囊 1/2,潮气量为 400～600mL。

(3)做好患者心理护理,解除患者紧张情绪,使其主动配合。

(4)发现患者有自主呼吸,应按照患者呼吸动作加以辅助,以免影响患者自主呼吸。

(5)妥善保管呼吸球囊,不能压瘪后保存,以免影响弹性。

(6)使用后要定时清洗、消毒。方法是将活瓣、面罩、接头拆开,用肥皂水清洗干净,再用消毒液浸泡 30min,凉水冲净,晾干后装配好备用。

第三章　心血管系统急危重症护理

第一节　心血管疾病评估

心血管疾病的种类非常多,一般情况下,心血管疾病主要就是包括冠心病,冠心病又包括心绞痛、心肌梗死、各种心肌病。同时,还有一些其他的疾病导致的心血管疾病,比如甲亢性心脏病,贫血性心肌病,高血压性心脏病,都属于是心血管疾病。当人体发生不适,改如何判断可能患有哪种心血管疾病则需要进行评估,根据不同结果给予不同的护理。

一、病史评估

(一)发病经过及主要症状

了解患者患病的起始时间,有无明显的诱因,主要症状及其特点(如出现的部位、严重程度、发作频率、持续时间、促成或缓解因素),有无伴随症状,是否出现并发症(如心绞痛发作时是否伴恶心、呕吐、大汗,有无血压、心率和心律改变)。患者目前的主要不适和病情变化,是否呈进行性加重,对饮食、睡眠、大小便有无影响,对体重、营养状况有无改变。

1. 呼吸困难

因疾病性质和程度不同可以表现为劳力性呼吸困难、端坐呼吸以及夜间阵发性呼吸困难。在心力衰竭的早期,呼吸困难只出现在体力活动时,随着心衰的加重,轻微活动时也会发生,直至静息状态下都出现呼吸困难。卧位时液体渗到整个肺脏,而站立位时由于重力作用液体主要分布在双肺底部,故心衰患者卧位时发生呼吸困难或加重而站立位时症状减轻。

2. 胸痛

典型的缺血性心脏疼痛多为劳力性,寒冷、饱食可诱发,持续 1~10min;含服硝酸甘油可以缓解;如持续时间长,含服硝酸甘油不能缓解,应考虑心肌梗死的可能。心包炎所导致的疼痛常在患者平卧时加重,而在坐位或前倾位时减轻,运动不会使疼痛加重。由于可能存在胸膜炎,故呼吸可能会加重或减轻患者的疼痛。当动脉撕裂或破裂时,患者出现剧烈锐痛,这种疼痛来去匆匆且可能与身体活动无关。有时这种病损可能发生在大动脉,特别是主动脉。

3. 心悸

需要评估有无诱因、突然发生或逐渐发生、心跳频率、是否有心律不齐及其严重程度等。心悸与其他症状如气促、胸痛、乏力和倦怠、眩晕等同时出现时常提示有心律失常或其他严重疾病存在。患者感受为心慌,心脏下沉感、震动感、停顿感等。

4. 晕厥

由于心律异常、节律紊乱或泵功能衰竭导致的心排血量减少可引起头晕和晕厥。心源性晕厥是由于心排血量暂时减少而导致脑供血不足,常见原因为心律失常,如阵发性心动过速、严重窦性心动过缓、房室阻滞或心室停搏等。

5. 发绀

由动脉血氧饱和度下降引起的为中心型发绀,主要见于由右向左分流的先天性心脏病,分流>30%的左心搏出量时可出现发绀。单纯的心源性发绀一般不会出现严重的呼吸困难,而肺源性发绀均有严重的呼吸困难。由周围循环血流障碍所致的发绀成为周围性发绀。

6. 水肿

水肿是症状也是体征。心血管疾病所致的水肿是右心衰竭较晚期的症状,患者常先有少尿和体重增加。心源性水肿的原因无外乎钠水潴留和静脉压增高。心源性水肿的特点是:①静脉压升高:主要表现为颈静脉怒张,水肿部位与重力有关,水肿为双侧对称性,水肿出现前一般都有呼吸困难;②胸腔积液、腹水。

(二)既往检查、治疗经过和效果

了解目前用药情况,包括药物种类、药量和用法,是按医嘱用药还是自行购药服用。有无特殊饮食医嘱及遵从情况。有无与心血管系统相关的疾病,如糖尿病、贫血、甲状腺功能亢进(甲亢)、风湿热、反复感染史,是否已进行积极治疗。

(三)心理社会资料

包括:

(1)患病对患者日常生活、学习和工作的影响。

(2)患者对所患疾病的性质、过程、预后和防治知识的了解程度。

(3)有无焦虑、抑郁等情绪反应及其程度。心血管系统疾病多数为慢性病,在患病的急性期,患者常因疾病引起的严重症状如呼吸困难等产生恐惧和焦虑。

(4)患者的性格特征。是否容易情绪激动,有无精神紧张。

(5)患者的家庭、经济、文化、教育背景、就医条件及社会支持情况。

(四)生活及家族史

(1)患者的居住地、居住条件和从事的职业:原发性高血压、冠心病多见于城市居民和脑力劳动者,风湿性心脏病则在农村较常见。

(2)患者每日的食谱和摄食量:是否经常摄入高热量、高胆固醇、高脂肪、高盐或含咖啡因过多的食物,是否经常饱餐,有无烟酒嗜好,每日吸烟、饮酒的量及持续时间。

(3)日常生活规律性:患者生活自理程度;排便、排尿有无异常;是否有规律地进行体育锻炼,是否知道在运动中出现何种情况应立即停止活动。

(4)家族史:患者直系亲属中有无与遗传相关的心血管疾病,如原发性高血压、冠心病等。

二、身体评估

视、触、叩、听是心血管系统疾病诊断的基本手段,许多心血管疾病经过上述检查,再结合详细病史,常可得出正确诊断。检查时环境应安静,光线及温度适宜,检查过程中注意为患者保暖,避免着凉。

(一)心脏的评估

1. 视诊

检查者站在患者的右侧或足端,两眼与患者胸廓同高或视线与心脏搏动点呈切线位置。

(1)心前区隆起:正常人心前区胸壁与右侧相应部位基本对称。大量心包积液时,心前区外观饱满。

(2)心尖搏动:观察心尖搏动时,需注意位置、强度、范围、节律和频率。生理条件下,心尖搏动的位置可因体位、体型和呼吸的影响有所改变,强度及范围受胸壁厚薄、肋间隙宽窄及情绪等因素影响,应与病理条件下的改变区别开来。左心室增大时,心尖搏动向左下移位,心尖搏动增强;右心室增大时,心尖搏动向左移位;右位心时,心尖搏动在右侧第5肋间,即正常心尖搏动的镜相位。心肌病变伴收缩功能降低时心尖搏动减弱。

2. 触诊

检查心尖搏动时,可采用示指、中指和环指略弯曲,将指尖分别置于第4、5、6肋间隙,用由外向内逐步移动法触诊。

(1)心尖搏动及心前区搏动:检查心尖搏动的位置、强弱和范围,触诊法比视诊法更正确,尤其在视诊看不清心前区搏动的情况下。触诊的手指被强有力的心尖搏动抬起并停留片刻,称为抬举性搏动,是左心室肥大的可靠体征。

(2)震颤:又名猫喘,是用手触诊时感觉到的一种细微振动,它是器质性心血管疾病的特征性体征之一,常见于某些先天性心脏病和心脏瓣膜狭窄。瓣膜关闭不全时,震颤较少。按出现的时期可分为收缩期震颤、舒张期震颤和连续性震颤三种。

(3)心包摩擦感:是心包炎时在心前区触及的一种摩擦振动感。特点为在胸骨中、下段左缘处较易触及;心脏收缩期和舒张期均能触及,收缩期更明显;坐位前倾或呼气末更易触及。如心包腔内渗液增多,摩擦感消失。

3. 叩诊

心脏叩诊可确定心脏的大小、形态及其在胸腔内的位置。叩诊时,患者取仰卧位或者坐位,叩诊力度适当,用力均匀,叩诊的顺序为先左后右,由内向外,自上而下。

(1)心脏浊音界:心脏和大血管为不含气器官,叩诊呈绝对浊音(实音),而心脏两侧边缘被肺遮盖的部分则叩诊呈相对浊音。由外向内叩诊过程中,当叩诊音由清音变成相对浊音时,表示已达心脏边界,此界称心脏的相对浊音界。

(2)异常心浊音界:心浊音界大小、形态和位置可因心脏病变的影响而发生改变。左心室增大时,心左界向左下扩大,心浊音界呈靴形,常见于主动脉瓣关闭不全,故又称主动脉型心,亦可见于高血压性心脏病。右心室轻度增大时,仅心绝对浊音界增大;显著增大时,相对浊音界向两侧扩大,常见于肺心病、单纯二尖瓣狭窄等。左房及肺动脉扩大时,心浊音界呈梨形,因常见于二尖瓣狭窄,故又称二尖瓣型心。双心室增大及心包积液时,心界向两侧扩大,见于扩张性心肌病、重症心肌炎、全心衰等。

(2)异常心浊音界:心浊音界大小、形态和位置可因心脏病变的影响而发生改变。左心室增大时,心左界向左下扩大,心浊音界呈靴形,常见于主动脉瓣关闭不全,故又称主动脉型心,亦可见于高血压性心脏病。右心室轻度增大时,仅心绝对浊音界增大;显著增大时,相对浊音界向两侧扩大,常见于肺心病、单纯二尖瓣狭窄等。左房及肺动脉扩大时,心浊音界呈梨形,因常见于二尖瓣狭窄,故又称二尖瓣型心。双心室增大及心包积液时,心界向两侧扩大,见于扩张性心肌病、重症心肌炎、全心衰等。

4. 听诊

心脏听诊是心脏疾病诊断的重要方法,听诊时患者一般取仰卧位或坐位,环境应安静,听诊器应直接与患者胸部接触,听诊过程应认真仔细,规范而有序。

(1)心脏瓣膜听诊区:传统的听诊区有二尖瓣区、主动脉瓣区、肺动脉瓣区和三尖瓣区。除上述听诊区外,还可听诊其他部位,如腋下、颈部、背部、剑突下等。听诊通常从心尖部按逆时钟顺序进行,即二尖瓣区、肺动脉瓣区、主动脉瓣区、主动脉瓣第二听诊区、三尖瓣区。

(2)心脏听诊内容:主要内容为心率、心律、心音、额外心音、杂音、心包摩擦音等。

1)心率:正常成人心率 60~100 次/分钟,超过 100 次/分钟为窦性心动过速,低于 60 次/分钟为窦性心动过缓。

2)心律:正常心律规整,听诊能确定的心律失常最常见的为期前收缩(简称早搏)和心房颤动(简称房颤)。

3)心音:心音有 4 个,通常听到的是 S1 和 S2,在部分健康儿童和青少年中能听到 S3,S4 一般听不到,如听到大多数为病理性。

4)额外心音:额外心音是指在 S1 和 S2 之外,额外出现的病理性附加音,按其出现的时期,可分为收缩期和舒张期额外心音。收缩期额外心音可发生于收缩早期、中期或晚期,舒张期额外心音包括奔马律、二尖瓣开放拍击音及心包叩击音。心音异常还可见于医源性额外音,有人工起搏音、人工瓣膜音。

5)杂音:心脏杂音是指除心音和额外心音之外出现的具有不同频率、不同强度、持续时间较长的夹杂声音,杂音对心血管疾病的诊断具有重要意义。杂音产生的机制主要有:血流加速、血液黏稠度降低、瓣膜口狭窄或关闭不全、有异常通道、心脏内有漂浮物。当听到杂音时,应根据其最响部位、出现时期、性质、传导、强度和形态、杂音与体位、呼吸、运动的关系等来判断其临床意义。心脏杂音可分为功能性杂音和器质性杂音,功能性杂音属于生理性杂音,而器质性杂音属于病理性杂音。由于功能性杂音一般为收缩期杂音,故收缩期功能性与器质性杂音的鉴别具有重要意义。

(二)血管的评估

1. 视诊

(1)颈静脉:颈静脉充盈的高度反映静脉压水平。检查时患者取平卧位、半卧位、坐位或者站立位,体位的选择取决于静脉压的高低,应能较好地显露最高充盈点。正常人坐位或立位时,颈静脉常不显露,平卧时可见颈静脉充盈,30°半卧位时充盈水平限于锁骨上缘至下颌角的下 1/3 内。颈静脉压的测量和判断可采用胸骨角作为参考点,正常颈静脉最高充盈点距胸骨角的垂直距离小于 3～4cm,大于此值则为静脉压增高。静脉压异常增高导致的颈静脉充盈,称为颈静脉怒张,见于右心衰竭、缩窄性心包炎、心包积液或上腔静脉阻塞综合征。

(2)颈动脉:正常人在安静状态下不易看到颈动脉搏动,如在安静状态下出现颈动脉的明显搏动,则多见于主动脉关闭不全及严重贫血患者。

(3)毛细血管搏动征:用手指轻压患者指甲甲床末端,见到红、白交替的节律性毛细血管搏动现象,称为毛细血管搏动征阳性,见于脉压增大的疾病,如主动脉关闭不全、严重贫血等。

2. 触诊

血管的触诊一般是动脉的触诊,检查动脉时应选择浅表动脉,一般多用桡动脉。检查时,除仔细感觉脉搏搏动外,还应注意两侧对称部位脉搏和上下肢脉搏的比较,正常人差异很小,另外还应注意脉搏的速率、节律、强弱和波形的情况。

(1)脉率:正常成人 60～100 次/分钟。病理状态下,脉率可增快或减慢,如贫血、心功能不全等脉率增快;病态窦房结综合征、Ⅱ房室传导阻滞等脉率减慢。正常脉率与心率相等,但在房颤时,由于部分心搏的搏出量过少,使周围动脉不能产生搏动,则脉率少于心率。

(2)脉律:正常人脉律较规整,心律失常时,脉律不整齐,可出现二联脉、三联脉或脉搏脱落,心房颤动时脉搏完全无规律。

(3)强弱:脉搏的强弱取决于心脏每搏输血量、脉压和周围血管阻力大小。每搏输血量增大、脉压增大、周围血管阻力降低时,脉搏强而振幅大,称为洪脉,见于主动脉瓣关闭不全等;反之,脉搏弱而振幅小,称为细脉或丝脉,见于心功能不全、主动脉瓣狭窄等。

(4)波形:脉波仪可以描记出脉搏波形,临床上可以用触诊来粗略估计脉搏波形。正常脉搏波由升支、波峰和降支构成,升支陡直,波峰圆钝,降支平缓。异常脉搏有:①水冲脉:脉搏骤起骤落,如水浪冲过,这是脉压增大所致,常见于主动脉瓣关闭不全。②交替脉:脉搏节律正常但强弱交替出现,系左心室收缩强弱交替所致,是左心衰竭的重要体征,常见于高血压性心脏病、冠心病等。③奇脉:平静呼吸时脉搏明显减弱甚至消失,系左心室排血量减少所致,常见于心包积液或缩窄性心包炎,是心包填塞的重要体征之一。

3. 听诊

正常情况下,在锁骨上窝靠近颈总动脉和锁骨下动脉处,可听到相当于第一心音和第二心音的血管搏动音。病理情况下,则产生异常血管搏动音。将听诊器放在浅表大动脉处听到"Ta－Ta"音,称为枪击音,是脉压增大时血流冲击血管壁所致。如将听诊器稍加压力,则可听到收缩期和舒张期非连续性双重杂音,称为 Duroziez 双重杂音,这是由于脉压增大,血流往返于听诊器加压造成的动脉狭窄处所致。枪击音和 Duroziez 双重杂音常见于主动脉瓣关闭不全,与水冲脉、毛细血管搏动征一起,统称为周围血管征。

三、辅助检查

循环系统疾病的评估还可通过实验性检查和诊断性检查进行,很多检查可帮助获得快速、准确的诊断。这些技术包括电学检查、X线、超声心动图、磁共振显像、正电子发射体层摄影和心导管术等。

（一）心电图

心电图（ECG）是一种快速、简便、无痛的检查技术,它能将心脏产生的电冲动放大并将其记录在条形记录纸上,了解心脏起搏点（触发每一次心脏搏动的地方）、心脏神经传导通路、心率及心律等情况。

1. 运动负荷试验

是通过增加受检者的运动量,在运动中监测心电图和血压,能揭示那些在静息状态下不能显示的心脏疾患,特别是能判断是否存在冠心病及其严重程度。如当冠状动脉仅部分阻塞时,休息状态下心脏仍能获得足够的血供,但当患者运动时,将发生缺血。同时进行肺功能检测,能鉴别心源性或肺源性运动受限以及心脏和肺脏疾患共同所致的运动受限。运动试验包括踏车和活动平板试验两种。试验中受检者按医生要求,逐渐增加运动量,同时进行持续的心电图监测及间断测量血压。

2. 心电图负荷试验

适用于由于种种原因不能进行运动负荷试验的患者,它能提供与运动负荷试验相同的信息而不必运动。方法为使用能增加正常心脏组织血供而减少异常组织血供的药物如双嘧达莫或腺苷,并监测心电图变化。结果判断与运动负荷试验相似。

3. 持续非卧床心电图（动态心电图）

监测受检者随身携带一台由电池供电、能记录24h或更长时间心电图的小型监护仪（Holter监护仪）,通过电极与人体胸壁接触,从而连续地记录心脏的电活动。由于异常心律和心肌缺血的发生可能只是短暂的或不可预料的,医生可通过这种方法发现这些问题。

（二）放射学检查

1. 心血管X线检查方法

包括透视和摄片,可以观察心脏、大血管的大小、形态及搏动情况。所有怀疑有心脏病的患者都要进行胸部正、侧位X线检查。

2. 计算机体层摄影（CT）

通常CT检查并不用于心脏病的诊断,然而它能检出心脏、心包、大血管、肺和胸腔支撑结构异常,能够精确定位异常的解剖结构。较新的超速CT（又名电影CT）能提供心脏的三维动态图像。因此,这种检查可被用于评价器官结构和活动的异常。

3. 超声心动图

属于无创的、无害、无痛、相对价廉,又能够提供清晰的图像的检查项目,在临床上的应用极为广泛。超声心动图能获取心脏和血管不同角度的图像,从而获得心脏及血管结构和功能的诊断线索,包括心脏壁的活动情况、心脏每搏泵血量（每搏输出量)、心包膜的厚度及疾病、心包内的液体量等。要获得更为清晰的图像或分析心脏后方的结构,可将超声探头通过咽喉部放入食管,称为经食管超声心动图。

4. 磁共振成像(MRI)

原理为使用高强度的磁场来产生清晰的心脏和血管图像。通常不需要造影剂。不过,偶尔静脉注射此类对比剂有助于确定心肌组织内的缺血区域。

5. 放射核素显像

检查中通过静脉推入少量放射活性标记物(示踪剂),这些示踪剂快速分布于全身(包括分布在心脏),然后通过一种伽马计数器接收后形成图像。通过计算机也可以产生三维图像。检查中受检者会接受一定量的射线,但射线量比大多数的 X 线检查要小。

6. 心导管术

心导管术最主要用于心脏检查,借助于一根细的导管,通过上肢或下肢上较大的动脉或静脉,进入大血管或心腔内,来获得有用的信息。要了解右侧心脏时,导管通过静脉穿刺进入;而要了解左侧心脏时,导管则通过动脉穿刺进入。心导管可用于疾病的诊断和治疗。检查时导管的末端常与一些辅助设备或其他设备相连接,可测定压力、观察血管内状况、了解心脏瓣膜狭窄程度以及使狭窄的动脉血管再通。

(三)其他有创检查

1. 胸腔穿刺术

用于检查胸腔积液的性质、抽液减轻压迫症状或通过穿刺给药。穿刺点应在胸部叩诊实音最明显的部位,一般常选肩胛线或腋后线第7~8肋间,也可以腋中线第6~7肋间或腋前线第5肋间为穿刺点。操作须在无菌条件下进行。注意事项:

(1)抽液前应向患者解释,以取得配合。

(2)操作过程中密切观察患者反应,如有头晕、面色苍白、出汗、心悸、胸部压迫感或剧痛、晕厥等胸膜过敏反应,或出现连续性咳嗽、气短、咯泡沫痰等现象时,应立即停止抽液,并作对症处理。

(3)一次抽液不可过多、过快,诊断性抽液 50~100mL 即可;减压抽液,首次不超过 600mL,以后每次不超过 1000mL;如为脓胸,每次尽量抽净。

(4)严格无菌操作,防止空气进入胸膜腔,始终保持胸腔负压。

2. 心包穿刺术

用于判断心包积液的性质与病原,有心包填塞时,穿刺抽液以减轻症状;化脓性心包炎时,穿刺排脓、注药。

常用穿刺点:

(1)心前区,一般在左侧第 5 或第 6 肋间心浊音界内 2.0cm 左右。

(2)胸骨下,在剑突与左肋弓交点下。操作须在无菌条件下进行,穿刺针刺入时针锋抵抗感突然消失或穿刺管内出现液体,表示已穿过心包壁层到达心包腔。

注意事项:

(1)抽液前应向患者解释,以取得配合,嘱其在穿刺过程中切勿咳嗽或深呼吸。

（2）要严格掌握适应证，穿刺前须做心脏超声检查，确定穿刺部位，穿刺宜在心电监护下进行。

（3）抽液量首次不宜超过 200mL，以后再渐增加至 300～500mL。抽液速度要慢，过多过快可使大量血回心导致肺水肿。

（4）如抽出新鲜血，应先判断血的来源，若来源于心脏则立即停止抽吸，并严密观察有无心包填塞出现。

（5）术中、术后密切观察患者呼吸、血压和脉搏等变化。

第二节　急性心律失常

急性心律失常指突然发生的、以心脏电活动异常为主要表现的一组生理改变或临床病症，其主要包括心脏电活动的起源、部位、顺序、频率、节律以及传导等单一或诸多方面的改变。心律失常的性质与其导致的血流动力学障碍的程度有直接关系，其主要影响因素有心动频率、心动节律、房室收缩的协调性、心室收缩的同步性、药物影响以及患者的全身情况、有无电解质紊乱、有无心脏疾患等。所以对心律失常患者急救时最重要的是判断和制止心律失常导致的血流动力学障碍。

一、常见突发心律失常

窦性心律失常起源于窦房结，其常见类型有窦性心动过缓、窦性心动过速、窦性心律不齐及病态窦房结综合征（SSS）。

（一）病因与发病机制

窦性心律失常的病因和发病机制主要取决于原发疾病和患者的自主神经状态，如迷走神经兴奋可以导致窦性心动过缓，交感神经兴奋可以导致窦性心动过速，心脏起搏及传导系统的原发性退行性病变或起搏及传导系统供血不足可以导致病窦综合征。此外，心肌炎、心肌病、风心病以及药物（如洋地黄类、奎尼丁）、电解质紊乱（如高血钾）都可对起搏及传导系统产生影响。

（二）临床表现

（1）窦性心动过缓：患者的主导心律为窦房结发出的冲动，其频率 40～60 次/分，低于 40 次/分提示患者伴有窦房阻滞。

1）症状体征：轻度窦性心动过缓临床上一般无症状，但如果患者心率＜50 次/分或伴有严重的器质性心脏病时可以出现头晕、视物模糊、乏力、胸闷、心悸，严重者可以发生心绞痛、晕厥、低血压等。

2）心电图特征：窦性心律频率 40～60 次/分；窦性节律缓慢时，房性、结性或室性异位搏动较易出现。

（2）窦性心动过速：患者的主导心律为窦房结发出的冲动，其成人患者的窦性心律的频率在 100 次/分以上，但多数在 150 次/分以内。

1）症状体征：窦性心动过速临床上一般无症状。如果心率＞130 次/分，患者多感到心悸、胸闷等。按压颈动脉窦可以使患者心率逐渐变慢，停止按压后其心率又逐渐加快。

2)心电图特征:窦性心律;频率>100次/分,但很少超过160次/分,偶可达到180次/分;P—R间期>0.12s。

(3)窦性心律不齐:患者的主导心律为窦房结发出的冲动,其节律不规则,心率在吸气时加快而在呼气时减慢的周期性现象。

1)症状体征:常无临床症状,患者有时可有心悸的感觉。

2)心电图特征:窦性心律;同一导联内的P—P间距的差异>0.12s;P—R间期正常。注意:做心电图检查时如果发现患者有窦性心律不齐的特征,可以让其屏住呼吸同时加长走纸,记录下来的便是较齐的心律。

(4)病态窦房结综合征:为窦房结及其周围组织病变导致窦房结的起搏和(或)传导功能障碍和衰竭,从而引起的多种类型的心律失常。

1)症状体征:患者有无症状取决于其血流动力学状态以及其原发病的情况,轻者可以无症状或仅有心悸感,重者可以出现头晕、乏力、低血压、晕厥等情况。

2)心电图特征:可单独或同时存在如下情况:严重而持久的窦性心动过缓、心率低于50次/分;窦性停搏在正常的节律后出现较长时间的间歇,其间无P波、长P—P间期与短P—P间期不呈倍数关系、常有逸搏或逸搏心律;莫氏n型窦房传导阻滞;缓慢心室率的慢性房颤;慢—快综合征:在窦缓、窦停及窦房阻滞的基础上反复发作心速(室上速、房扑、房颤),发作过后常有一个较长的间歇;双结病变:在窦缓、窦停及窦房阻滞的基础上出现交界区逸搏心律或该逸搏心律的频率低于40次/分,房室传导阻滞或室内传导阻滞。

(三)病情危重的指征

(1)合并于急性冠状动脉综合征、严重电解质紊乱以及药物过量引起的窦性心律失常,特别是病窦综合征时的快速心律失常突然终止而窦房结及次级起搏功能未及时启动,患者心脏间歇时间有时可以超过数秒,尤其在应用抗心律失常药物时更容易发生。此时,患者危险性较大,甚至可以发生猝死,高龄者尤其如此。

(2)患者有血流动力学障碍,表现为面色苍白、口唇皮肤发绀、血压下降、脉搏微弱等。

(3)病窦综合征的逸搏周期的长度超过1.6s(8个大格)往往提示双结病变,其危险性较大。

(四)治疗措施

1. 院前急救措施

治疗重点是患者的原发疾病,对单纯的窦性心动过速或心动过缓,如果患者无症状或症状较轻一般无须处理,有症状时可以给予增加心率的药物,如654—2、阿托品、沙丁胺醇(舒喘灵)、溴丙胺太林(普鲁苯辛)、氨茶碱及异丙肾上腺素口服、皮下及肌内注射或静滴;减慢心率的药物,如β受体阻滞剂。其他措施有吸氧、心电监护等,现场救治后要将患者送医院进一步检查治疗。

2. 院内治疗措施

病因及原发疾病的进一步诊治,对有适应证的病窦综合征患者可安装起搏器。

(五)护理措施

1. 急诊急救的准备工作

核对和检查除颤器、吸痰器、气管插管装置、呼吸机、输液泵等急救设备以及急救药品、导电糊的放置位置,使之处于随时可以应用的良好状态。

2. 生命体征的监测

血压、呼吸、脉搏和心电活动的检查和监测,尤其注重患者有无血流动力学障碍的征兆,并将这些情况准确记录同时及时向医生报告。

3. 医疗护理

为患者供氧,静脉穿刺建立静脉通道及留取化验标本等,同时准确填写护理文件。

4. 心理护理

通过谈话了解患者的情况、需求和想法,协助医生做好与患者及家属的沟通工作。同时安抚患者,使之放松心情,避免紧张和恐惧的情绪,配合急救医疗行动的实行。

5. 医疗文件的记录和保留

急性心律失常起病急骤,病情变化迅速,而各种医疗及护理文件是重要的学术和法律证据,因此,应该及时准确书写、记录并妥善保管。

二、阵发性室上性心动过速

阵发性室上性心动过速(PST)简称室上速,是冲动起源于房室交界区以上的、阵发性快速心律失常(除外房颤)的总称。

(一)病因与发病机制

绝大多数情况下室上速主要的发病机制是各种因素导致的"折返"导致,即心电冲动在下传过程中形成折返环,在激动心室的同时在房室结以上的区域又沿着折返环回传,然后再次下传重新激动心室,引发另外一次心搏,如此反复,从而引起心室率严重加快。

(二)临床表现

1. 症状和体征

突然发病,突然终止。患者主要表现为心悸、脉搏增快、脉律较齐,严重者可有出汗、面色苍白及晕厥,冠心病及高龄患者可伴有胸痛。患者年龄越大、心率越快症状越重,此外,发病初始症状较重,随着心律失常持续时间的延长,部分患者的症状可以逐渐减轻,但心率>180 次/分者持续时间越长,症状越重。部分患者既往有类似发作史,其发作频率多为每月数次至每年数次。按压颈动脉窦后部分患者心率可以突然减慢并且规则。

2. 心电图特征

(1)心率在 150～260 次/分。

(2)心室律基本匀齐(R-R 间距差异小于 0.01s)。

（3）P波常因与其前的 T 波融合而不易辨认，或呈逆性 P 波，如果 P 位于 QRS 波之前则 P′−R 间期<0.12s，如果 P 波位于 QRS 波之后则 R−P′间期<0.20s。

（4）由于过快的心率，冠心病及 60 岁以上的患者常有相应导联 ST 段显著下移（aVR 导联除外），T 波低平或倒置，此时应与非 Q 波心梗相鉴别。

（5）QRS 波呈室上图形，时间常小于 0.12s。

（6）患者如合并束支传导阻滞、预激综合征及心室内差异传导，则可使 QRS 波宽大畸形，需要与室性心动过速相鉴别。

3. 对宽 QRS 波心动过速性质的鉴别诊断

Brugada 提出了四步鉴别法，即只要符合下述 4 条之一者就可以诊断为室速：导联均无 RS 型（特异性 100%，敏感性 21%）、RS 波谷时间>0.1s（特异性 98%，敏感性 66%）、房室分离（特异性 98%，敏感性 82%）、QRS 波 V₁ 和 V6 导联同时具有室速的特点（特异性 96.5%，敏感性 98.7%）。

（三）病情危重的指征

（1）高龄患者以及合并急性冠状动脉综合征和严重电解质紊乱的患者。

（2）器质性心脏病患者心室率>180 次/分，非器质性心脏病患者心室率>210 次/分。

（3）合并预激综合征的室上性心动过速。

（4）出现血流动力学障碍的室上性心动过速，临床表现为面色苍白、口唇皮肤发绀、血压下降等。

（四）治疗措施

1. 院前急救措施

（1）兴奋迷走神经的物理疗法

1）转换呼吸法：嘱患者深呼吸数次，然后屏住呼吸，直到不能忍受时再度进行深呼吸，反复 1~2 次。

2）咽刺激法：也称催吐法，令患者取前倾坐位，低头张口，操作者将中指伸到患者口中，手心向上，用中指腹反复轻轻按摩患者软腭，诱发其呕吐反射。

3）乏氏动作：嘱患者紧闭声门，同时用力做呼气动作，增加胸腔压力。如患者不能领会或无法配合，则急救者用手压迫患者腹部并令其用力挺腹，可以获得乏氏动作相同的效果。

4）面部降温法：也称潜水反射法，患者取坐位，嘱其深吸气后屏气并迅速将面部浸入装有 5~1CTC 的冷水盆中或用冰冻后的毛巾冷敷面部。

（2）同步电复律：该法适用于突然发生的，有严重血流动力学障碍、合并心绞痛、心衰的患者以及预激综合征合并室上速，或经过药物加物理治疗无效的室上速。

1）方法：建立静脉通道及心电监护，将除颤器置于同步除颤状态（SYN）。患者取平卧位；首先给予地西泮 10mg 静注，边注射边嘱患者数"1，2，3…"，待患者入睡后首次同步电击，无效时可增加至 100~200J。

2）非适应证：洋地黄中毒、病窦综合征、严重的低钾血症。

（3）药物治疗

1）三磷酸腺苷（ATPh 选择较粗大的静脉以 7 号注射针头或使用套管针建立静脉通道。ATP3～5mg 作为起始剂量，以最快速度（＜2s）推注，随后以 10mL 生理盐水快速冲洗，使其在体内的浓度瞬时达到高峰。如果无效则在 3～5min 后追加 2～3mg，方法相同，直至心律转复或因症状较重而不能忍受。

2）普罗帕酮：首剂 70mg（每次 1～2mg/kg）静推，注药时间多为 3～5min，高龄及有严重器质性心脏病者的注射时间可适当延长（5～10min），如果在推药过程中患者心律转复则立即停药，无效可于 10～15min 后重复应用 35 毫克/次，但总量不超过 350mg。反复发作者可用普罗帕酮静滴[1.5～2mg/（kg·min）]，总量不超过 560mg/24h。

3）胺碘酮：5～10mg/kg（每次 150～300mg）静脉推注。如无效则每间隔 10～20min 加注 75～150mg，直至转为窦性心律或总量达到 450mg。注意与普罗帕酮和维拉帕米（异搏定）比较，胺碘酮转复心律的所需时间一般较长，应耐心观察，不要急于求成。

4）维拉帕米：5～10mg 或 0.15mg/kg 稀释后缓慢静注（4～6min），注射时心电监护出现二度房室传导阻滞波形时应立即停止注射。如无效则在 15～20min 后可重复应用，但总量不应超过 20mg。QRS 波群宽大畸形者禁用该药。

2. 院内治疗措施

除院前急救措施的继续实施外，患者入院后应该充分利用院内的设备，进一步查找病因，针对病因治疗。

（五）护理措施

对阵发性室上速的护理工作主要注意做好患者的血流动力学监测，特别要注意观察患者的面色、肢体末端温度、血压、心率及血氧饱和度等。用药时要严格遵照医嘱执行，特别在应用抗心律失常药物时应注意给药速度和浓度，以免药物的负性肌力作用导致患者发生急性心力衰竭。

三、阵发性心房颤动伴快速心室率

心房颤动（Af）简称房颤，是指心房肌出现 350～600 次/分的不规则、不协调的微细收缩，是发生率较高的心律失常之一。房颤在临床上被分为三种：阵发性房颤、持续性房颤和永久性房颤。

（一）病因与发病机制

房颤最常发生于风湿性心脏病患者，其次见于冠心病，发生率常与患者年龄成正比。大多数患者的房颤，特别是阵发性房颤是由短阵的异位冲动所引起，这些冲动主要起源于心房附近的大静脉（肺静脉和腔静脉）肌袖的快速电冲动的触发或驱动作用。

（二）临床表现

1. 症状体征

房颤的临床症状取决于患者心室率的快慢，心室率慢者可以无症状，心室率快无并发症的房颤表现为突然发作,突然中止,或心室率先减慢再终止。患者的主要感觉为心悸、胸闷,有时可以出现胸痛、头晕等。体征表现为房颤三联征:心律绝对不齐、心音强弱不一、心率大于脉率。

2. 心电图特征

(1)P波及等电位线消失,代之以不规则的微小波动(t波),心房率在350～600次/分,心室率多在100～180次/分,少数患者的心室率可达180～250次/分,此种情况多见于预激综合征。

(2)QRS波多数情况下呈室上型,但其形态不尽相同。

(3)房颤如果出现大于1.5s的长R－R间歇,或在不规则的心室律中R－R波出现有规律的长1～1.5s的间歇,则提示合并二度房室传导阻滞。

(4)房颤时心室律绝对不齐,如果心室律慢而匀齐,则是合并三度房室传导阻滞或洋地黄中毒的征象。

(三)病情危重的指征

(1)预激综合征合并的房颤,患者有可能发生室速和室颤,危险性较大。

(2)继发于急性冠脉综合征和严重缺氧(如肺心病)导致的房颤。

(3)与左心衰竭并存的房颤,患者表现为咳嗽、咳痰、呼吸困难、端坐呼吸、肺部湿性啰音等。

(4)有器质性心脏病同时心室率较快(＞180次/分)的房颤,患者有可能发生心绞痛及心力衰竭等。

(四)治疗措施

1. 院前急救措施

(1)同步电复律:适用于突然发生的、有严重血流动力学改变、合并心绞痛、心衰的患者以及预激综合征的房颤,成功率为76％～96％。首次50J,无效时可增加至100～200J。非适应证:洋地黄中毒、心室率＜90次/分、合并二度以上传导阻滞、慢性房颤、病窦综合征、慢性房颤、心肌病及心脏扩大。

(2)药物治疗:阵发性房颤的药物治疗可以分为两大类,第一是抗心律失常治疗,第二是抗凝治疗,二者缺一不可。

1)毛花苷 C):首剂0.4～0.8mg,稀释后静推,10min后起作用,2周内未用过洋地黄者效果较好。

2)普罗帕酮:首剂70mg静推(每次1～2mg/kg),15～30min可重复应用35毫克/次,但总量不超过350mg。反复发作者可用普罗帕酮静滴(20－40mg/min,总量不超过560mg/24h)。

3)胺碘酮:5～10mg/kg(每次150～300mg)。左室功能正常的患者以50mg/min的速度静滴,左心功能不全的患者上述剂量静滴30～60mg/min。静滴维持量为10mg/(kg·d)。

4)维拉帕米:5～10mg稀释后缓慢静注(4～6min),注射时心电监护出现房室传导阻滞波形时应立即停止注射。如无效则在15～20min后可重复应用,但总量不应超过 20mg。宽 QRS 波者禁用该药。

2. 院内治疗措施

主要是病因及原发病的治疗,如降低体温,应用抗生素控制炎症,控制风湿改善冠状动脉循环,治疗高血压病,药物或手术控制甲状腺功能亢进等,同时给予抗凝治疗。

(五)护理措施

阵发性房颤虽然属于良性心律失常,但如果患者心率过快,也容易导致严重后果,对老年人尤其如此。护理工作主要注意做好患者的血流动力学监测,特别要注意面色、肢体末端温度、血压、心率及血氧饱和度等。用药时要严格遵照医嘱执行,综合征导致的房颤要格外小心,以防快速心室率导致室颤的发生,此时,应将除颤器置于准备状态。

四、期前收缩

期前收缩也称期外收缩,简称期前收缩,指窦房结或窦房结以外的异位起搏点的冲动提前发生,导致心跳提早出现,在心电图上显示为提前出现的 QRS 波群。期前收缩是主动发生的心律失常,大致可分为窦性期前收缩、房性期前收缩、房室交界区性期前收缩和室性期前收缩。

(一)病因与发病机制

导致功能性室性期前收缩的主要原因有情绪激动、焦虑、饱餐、寒冷、吸烟、咖啡因(如浓茶、咖啡等)及酒精的摄入及女性的经期等,此外,药物也可以导致室性期前收缩的发生,常见药物有洋地黄、麻黄素、奎尼丁、肾上腺素及锑剂等。病理性室性期前收缩见于冠心病,特别是急性心肌梗死、风心病、高血压性心脏病、心肌炎、心肌病、各种心功能不全、缺氧、感染、水电平衡紊乱及酸中毒等。

(二)临床表现

1. 房性期前收缩

房性期前收缩指位于心房的异位起搏点提前发出的冲动引发的心脏搏动。

(1)症状体征:房性期前收缩的临床症状常取决于其原发疾病,患者可有心悸、胸闷、脉律不整等。

(2)心电图特征

1)提前出现的 P 波,其形态与窦性 P 波不同。

2)P−R 间期在 0.12～0.20s。

3)QRS 波群形态与主导心律的 QRS 波群形态相同。

4)代偿间歇多不完全。

2. 交界性期前收缩

交界性期前收缩指位于房室交界区的异位起搏点提前发出的冲动引发的心脏搏动。

(1)症状体征:患者的临床症状常取决于其原发疾病,发作频繁者可有心悸、胸闷、脉律不整等。

(2)心电图特征

1)P波为逆行P波(P′波),有以下几种形式:P′波出现在QRS波之前,P′—R间期<0.12s,P″波出现在QRS披之后,R—P′间期<0.20s,QRS波前后均无F波、P′波后无QRS波。

2)提前出现的QRS波群,其形态与主导心律的QRS波群形态相同,但在合并差异传导时可出现宽大畸形的QRS波,其形态大多类似右束支传导阻滞,此时应与室性期前收缩相鉴别。

3)代偿间歇多为完全。

3. 室性期前收缩

室性期前收缩是指位于心室的异位起搏点提前发出的冲动引发的心脏搏动。

(1)症状体征:室性期前收缩患者的临床症状也主要取决于原发病和室性期前收缩的发生频率,多数患者发病较突然,主要表现为心悸、胸部撞击感及停顿感、胸闷、脉律不齐等。体征有心律相对不齐、脉搏短促并可闻及第一心音增强、第二心音减弱或消失等以及原有心脏病的表现。

(2)心电图特征

1)提前出现的QRS波群,其前无相关的P波,形态宽大畸形。心室起搏点的位置越靠下,距希氏束分叉越远,其QRS形态畸形越明显;起搏点的位置越接近房室结,其畸形程度越轻,形态越接近正常。

2)T波与QRS主波方向相反。

3)代偿间歇完全。

4)室性期前收缩>6次/分为频发室性期前收缩,连续出现3个以上的室性期前收缩称短阵室性心动过速。

(三)病情危重的指征

(1)急性冠脉综合征患者突然出现的期前收缩,特别是室性期前收缩。

(2)高等级的Lown分级的室性期前收缩:多年来Lown分级是应用较为广泛的判断室性期前收缩危险性的传统方法,它将室性期前收缩分成6级,级数越高,提示患者的危险越大。

0级:无室性期前收缩。

1级:偶发室性期前收缩(2次/分)或<30次/小时。

2级:频发室性期前收缩(>2次/分)或>30次/小时。

3级:多源室性期前收缩。

4a级:成对室性期前收缩。

4b级:成串室性期前收缩(连续3个或3个以上)。

5级:RonT性室性期前收缩。

(3)恶性室性期前收缩:器质性心脏病特别是急性冠状动脉综合征患者突然发生的频发室性期前收缩(>5个/分)或室性期前收缩二联律、三联律;多源、多形室性期前收缩;连续3个以上的室性期前收缩(短阵室速);RonP,RonU现象;Q波性室性期前收缩。恶性室性期前收缩属于危险心律失常,随时能够对患者的生命构成威胁。

（四）治疗措施

1. 院前急救措施

单纯的期前收缩无须治疗,恶性室性期前收缩的救治措施主要以纠正诱因、治疗原发病为主,可以给予镇静剂和 β 受体阻滞剂等,抗心律失常药物可以选择利多卡因、胺碘酮、β 受体阻滞剂及普罗帕酮,方法详见室速的治疗。注意:对急性心肌梗死后出现的室性期前收缩应密切观察,发现期前收缩频率增加时立即应用抗心律失常药物将其终止,可以选择胺碘酮 150mg 或利多卡因 50～100mg 静注,并且根据情况给予足够的维持量。对洋地黄中毒导致的室性期前收缩可以给予苯妥英钠及钾盐等。对有明确或潜在危险性的患者不应该在院前做过多停留,用药后应立即在心电监护下送其至医院。

2. 院内治疗措施

入院后治疗的主要目的是寻找期前收缩的原因和原发疾病的检查和治疗,及时从病因上防止和纠正恶性心律失常的发生。

（五）护理措施

对期前收缩的护理工作主要注意恶性及潜在恶性期前收缩患者的血流动力学监测,特别要注意观察患者面色、肢体末端温度、血压、心率及血氧饱和度等。

五、室性心动过速

室性心动过速（VT）简称室速,是指冲动起源于心室（希氏束分叉以下）的、连续 3 个或 3 个以上的、频率大于 100 次/分的异位搏动。

（一）病因与发病机制

室速常在原有心脏病的基础上发生,在全部室速中有 90％ 的患者有器质性心脏病,其中合并于急性心肌梗死较为常见。此外,亦有部分患者的室速是继发于电解质紊乱（常见于低血钾）及药物中毒（常见于洋地黄类药物）。很多情况下室速的发生是在室性期前收缩发生后未能及时发现或发现后未能得到有效的控制,以致加重成为室速,但也有事先无室性期前收缩,直接发生的室速。

导致室速的主要电生理机制是折返（占全部室速的 70％～80％）,其他机制有心肌的自律性增高、触发活动和并行心律。室速在院前急救时并不罕见,多数情况下属于病理状态,部分患者将很快发展为心室纤颤,极有可能对患者的生命构成威胁,故被列为致命性心律失常。

（二）临床表现

1. 症状体征

突然发病,突然中止,心室率多在 140～200 次/分,采用兴奋迷走神经的方法不能终止其发作。主要表现为心悸、胸闷、头晕、出汗,严重者可出现晕厥、心绞痛、急性左心衰竭、低血压、休克等血流动力学障碍的表现。体征可有心音分裂、奔马律、大炮音及第一心音强弱不等。

2. 心电图特征

(1)3 次或 3 次以上的室性期前收缩连续出现,QRS 波宽大畸形,时间大于 0.12s,其前无相关 P 波。

(2)因有窦性 P 波按周期落在 QRS 波上,故 QRS 波型不尽相同。

(3)心室律略有不齐,频率一般为 140～180 次/分,有时可达 200 次/分或 120 次/分(高于 200 次/分者常为室扑,低于 120 次/分者常为非阵发性室速)。

(4)胸导联的 QRS 波多数情况下或全部为正向,或全部为负向。

(5)有 12%～20% 的患者可有房室分离、心室夺获和室性融合波。

(6)扭转性室速:多数患者发作前可有心动过缓和 Q－T 间期延长及 T 波畸形、QRS 波形态及振幅方向不断改变,围绕基线扭转,其波峰的方向数秒钟向上,数秒钟向下,可反复发作和自行停止。

(三)病情危重的指征

器质性心脏病合并的室速、扭转型室速、心室率逐渐加快的室速、陈旧性心梗特别是室壁瘤患者的室速以及有心肺复苏史者都是室速的高危患者,容易发生室颤。

(四)治疗措施

1. 院前急救措施

(1)咳嗽:咳嗽可在瞬间增加胸腔压力并对心脏产生某种刺激,从而在理论上有消除或减轻心律失常的作用,故在患者发生室速时嘱其剧烈咳嗽,可为抢救患者赢得时间,值得试用。

(2)胸部捶击:适用于心电监护显示为室速的患者,除此之外还可以用于治疗室上速和室颤。操作者单手握拳,从患者胸壁 20～30cm 处用拳头的小鱼际向患者胸骨中部迅速有力地捶击一次,如果未恢复窦性心律,可重复使用数次。注意:胸部捶击实施得越早越好,在室速发生最初数秒之内效果最好,发病时间越长,捶击效果越差;由于胸部捶击有可能导致室颤的发生,如果无心电监护,同时患者神志清醒则不宜使用该法。

(3)同步电复律:室速合并下述情况之一时应首选该法:

1)严重的低血压、休克和晕厥。

2)心绞痛、急性心肌梗死。

3)急性左心衰竭。

4)心室率大于 200 次/分。

5)药物治疗无效。

禁忌证:洋地黄中毒、严重的低钾血症和病窦综合征。

方法:首次每次 50WA,如无效可逐渐增加至每次 360W/s。详细操作见室上述的电击复律。

注意:对于某种类型的室速(如扭转型室速)仅仅用电击治疗是不够的,必须辅以病因及原发病的治疗,如纠正电解质紊乱、改善心肌供血等,否则即使复律成功室速也极易复发。

(4)药物复律

1)利多卡因:首次冲击量 50～100mg(或每次 1～2mg/kg),静脉注射,如果无效则每 5～10min 加注 50mg,直至转为窦性心律或总剂量达到 300mg。维持量 1～4mg/min 静脉滴注。

2)胺碘酮:首次负荷量 150～300mg(3～5mg/kg),静脉注射,在 5～10min 内注完,如无效则每隔 10min 加注 75～150mg,直至转为窦性心律或总量达到 450mg。维持量在 6h 内给予 1～1.5mg/min。

3)普罗帕酮:首剂 70mg 静推,注药时间多为 3～5min。高龄及有严重的器质性心脏病者的注射时间可适当延长(5～10min),如果无效可于 10～15min 后重复应用 35 毫克/次,但总量不超过 350mg。

4)β受体阻滞剂:适用于急性冠脉综合征导致的室速和右室性室速,索他洛尔 1.5mg/kg 静注。扭转型室速患者可首选 β受体阻滞剂治疗。有人报道,用 β受体阻滞剂治疗病死率可由 78% 降低至 6%。用法:美托洛尔 3～5mg 静脉注射,然后以 12.5～25mg 口服,1 日 3 次,维持 3～6 个月,然后视检查情况决定是否继续用药。

5)苯妥英钠:目前主要用于洋地黄中毒引起的室性心律失常,口服 100～200mg,每日 3 次。对扭转型室速首剂 100～200mg,稀释后缓慢静脉注射(<50mg/min),如无效则每间隔 5～10min 加注相同剂量,直至转为窦性心律或总量达到 1000mg。注意:应用苯妥英钠的同时补充钾盐及镁盐。

6)维拉帕米:首剂 5mg 加入媒介液体 10mL 中缓慢静注(一般为 3～5min,高龄及严重心脏病患者为 5～10min),若注射 20～30min 后心律未转复可再给 5mg,但总量最好不超过 20mg,高龄及严重心脏病患者不超过 15mg0

7)镁盐:硫酸镁 2～3g 静脉推注,如有必要 10～15min 后可重复,室性心动过速终止后继以 2～10mg/min 静脉滴注维持。如果与钾盐合用,可能效果更好。

8)碱性药物:适用于奎尼丁导致的扭转型室速,血液 pH 值提高后可以使奎尼丁与血浆蛋白结合率增加,从而降低其血浓度及毒性作用。

2. 院内治疗措施

通过实验室及其他辅助检查尽快了解室速的原因,然后展开有针对性的治疗。

(五)护理措施

做好生命体征的监测,尤其注意观察患者的神志、血压、心率及血氧情况,同时将除颤器置于待机状态,耦合剂放在触手可得的位置,以便在病情变化时能够在最短的时间迅速为患者行电击复律。

六、心室颤动

心室颤动全称心室纤维性颤动,简称室颤,指患者的心室突然丧失了整体的协调性和收缩的同步性,各处心肌呈不规则的收缩状态,因而丧失了功能。

(一)病因与发病机制

室颤可分为原发性室颤和继发性室颤两种。前者指室颤发生之前无心力衰竭、低血压或休克等循环的情况,室颤的发生是患者局部心肌缺血导致的可逆性心电活动紊乱的结果,临床型室颤导致的猝死占心脏性猝死的 80%～90%。后者指继发于严重的各种疾病尤其是终末期心脏病的患者,如大面积心肌梗死、严重的心肌炎和心肌病、心室破裂和主动脉夹层等。

导致室颤的最常见原因是心电不稳定,可能与下述因素有关:急性冠脉综合征导致的心脏局部供血障碍,如血栓形成和冠脉痉挛;无氧代谢造成乳酸等大量代谢产物增加及心肌细胞代谢异常,如细胞内钙离子、钠离子超负荷蓄积及钾离子丢失等;再灌注产生的超氧自由基大量增加,细胞膜离子泵活性改变和局部电生理紊乱;缺血心肌组织和非缺血心肌组织之间的明显的代谢差异。

(二)临床表现

1. 症状和体征

意识突然丧失,心音及脉搏消失,呼吸于数十秒后停止,多数患者有发绀,部分患者有短暂抽搐及尿便失禁,多数患者瞳孔散大。

2. 心电图特征

P波、QRS波、T波及等电位线消失,代之以形状不同、大小各异、无规律的畸形波群;频率在 250～500 次/分;多数波群的振幅大于 0.5mV 称粗颤、小于 0.5mV 称细颤。

七、房室传导阻滞

房室传导阻滞(A－VB)是指窦房结的电冲动在正常下传的过程中受到各种因素的影响而出现障碍,其速度变慢或部分及全部传导中断的现象。

(一)病因与发病机制

导致该现象的最主要原因是心脏传导系统的不应期发生生理或病理性延长。冲动传导时间延长,但仍能全部通过阻滞区者称一度传导阻滞;部分冲动不能通过阻滞区称二度传导阻滞;冲动几乎不能通过阻滞区称高度传导阻滞;冲动全部被阻而不能通过阻滞区者称三度传导阻滞。

(二)临床表现

1. 一度房室传导阻滞

指由于心房和房室交界区相对不应期延长引起的房室传导时间延长,但窦性冲动全部可以下传至心室。

(1)症状体征:单纯一度房室传导阻滞的患者多无明显的不适感,其临床表现主要取决于原发疾病。

(2)心电图特征:①P－R 间期延长,成人>0.20s,儿童>0.17s;②有时 P－R 间期可以极度延长,严重的 P－R 间期延长者的 P 波可以在其前的 ST 段内,有时其 P－R 间期甚至可以超过 R－R 间期。

2. 二度房室传导阻滞

指室上性冲动有时不能下传到心室的现象,可以分为两型,即Ⅰ型和Ⅱ型,导致前者的主要原因是房室传导系统的相对不应期延长,后者的主要原因是其绝对不应期延长,有时两型 A－VB 可以同时存在或相互转化。

(1)症状体征:二度房室传导阻滞患者的临床表现与其原发病密切相关,如果无血流动力学改变,临床多无症状及典型的特异性体征。

(2)心电图特征:二度Ⅰ型 A—VB,也称文氏型或莫氏Ⅰ型 A—VB:

1)文氏现象:P—R 间期依次逐渐延长,直到一个 P 波的冲动由于阻滞而未能下传而发生心室漏搏,在心电图上表现为 P 波后无 QRS 波,从而发生较长的 R—R 间歇,然后上述情况再次发生并且周而复始地进行。

2)R—R 间期逐渐缩短,直至出现一个较长的 R—R 间期,长 R—R 间期小于任何两个短 R—R 间期之和。

3)漏搏前的最后一个 R—R 间期最短,漏搏后的第一个 R—R 间期最长。

4)心室漏搏后的长间歇后可以出现房室交界区逸搏。

二度Ⅱ型 A—VB,也称莫氏Ⅱ型:

1)多数情况下 P—R 间期固定,无逐渐延长的现象,然后突然出现心室漏搏,在心电图上表现为 P 波后无 QRS 波,从而发生较长的 R—R 间歇。

2)长 R—R 间歇是正常 R—R 间歇的倍数,多为 2 倍。

3)房室传导比例多为 3∶2。如果患者半数以上的 P 波不能下传,称为高度 A—VB。

3.三度房室传导阻滞

所有的室上性冲动均无法下传至心室时称三度 A—VB,亦称完全性 A—VB。

(1)症状体征:三度房室传导阻滞患者的临床表现与其原发疾病、基本心室率及血流动力学状态密切相关,除心率慢外主要有头晕、视物不清、胸闷、乏力、心悸及晕厥等,如果该病持续时间较长,患者已经适应或无明显的血流动力学改变,其临床也可无症状及典型的特异性体征。

(2)心电图特征

1)P—P 间期和 R—R 间期均有各自的规律,但二者之间却毫无关系。

2)心房率较心室率快,因此,P 波数量大于 QRS 波,但多数情况下无倍数关系。

3)如果控制心室率的逸搏冲动是由房室结或希氏束分叉以上的部位发出,则患者的主导心律为交界区逸搏心律,如果冲动的起搏点位于希氏束分叉以下,患者的主导心律为室性逸搏心律。

(三)病情危重的指征

(1)心室率低于 50 次/分的二度Ⅱ型 A—VB、高度 A—VB 和三度 A—VB。

(2)洋地黄中毒或合并于急性冠脉综合征特别是急性心肌梗死的二度Ⅱ型、高度和三度 A—VB。

(3)导致血流动力学障碍的 A—VB,患者表现为出汗、血压下降、发绀、四肢冰凉等。

(四)治疗措施

1.院前急救措施

对突然发作的房室传导阻滞患者如无血流动力学障碍则无须处理,但应该查找原因并首先建立静脉通道,然后在心电监护下将患者送医院即可。对有症状、特别是出现血流动力学障碍的患者应该尽快给予救治,主要是原发病的治疗,如对急性心梗患者改善心肌血供;对洋地黄中毒者停用该药,注意此时不能补充钾盐,因为血钾增高可以加重传导阻滞;其他可以针对原发疾病采取改善缺氧、抗风湿、抗感染措施等。此外,可以应用提高交感神经兴奋性的药物:

(1)阿托品 0.5～1mg 皮下、静注或加入 5％葡萄糖液 100～250mL 中静滴。

(2)山莨菪碱(654－2)10～20mg,皮下、静注或加入 5％葡萄糖液 100～250mL 中静滴。

(3)异丙肾上腺素(喘息定)0.5～1mg 加入 5％～10％葡萄糖液 250～500mL 中静滴。

(4)氨茶碱 0.25－0.5g 入 5％葡萄糖溶液 250mL 静滴或氨茶碱 0.25g 用 5％葡萄糖溶液 10～20mL 稀释后缓慢静注(10～15min)。

(5)降低血钾的药物:25％葡萄糖 40～60mL 静注(有条件时最好与胰岛素共同应用);5％碳酸氢钠 100～200mL 静滴;呋塞米 20～40mg 静注。

(6)地塞米松 5～10mg 静注。

2. 院内治疗措施

在院前治疗的基础上如果病情未得到改善,可以安装临时或永久起搏器。

(五)护理措施

与其他急性心律失常一样,对房室传导阻滞护理的重点是患者血流动力学的监测,尤其对急性冠脉综合征导致的二度Ⅱ型 A－VB、高度 A－VB 和三度 A－VB,如果心率严重减慢则有可能导致心源性晕厥,甚至发生猝死,故应密切观察患者的心率、血压、面色及血氧情况。因有些传导阻滞对药物的疗效欠佳,安装起搏器才能缓解病情,故应做好安装起搏器的准备工作。

八、预激综合征

预激综合征简称预激,也称为 WPW 综合征。这种心律失常是由患者心房和心室之间存在的异常传导束造成的。导致异常传导的旁路共有三条:肯特束、杰姆束和马海纤维。异常传导有时可以干扰正常的心电活动,对窦房结、心房和心室都可产生不良结果,严重时可以造成致命性心律失常,甚至导致猝死。

(一)病因与发病机制

除了正常的房室传导通路(房室束)外,预激综合征患者的心脏还先天生有附加的房室传导束,对此称之为"旁路"。因为有时旁路的传导绕过了房室结,其速度要比正常传导途径的速度快,所以窦性冲动尚未从正常途径下传之前就从旁路传到了心室,并且提前引起了部分心室提前除极。

(二)临床表现

1. 症状体征

单纯的预激患者无临床症状,当合并了快速心律失常时患者可有心悸、胸闷等不适感,如果患者心室率过快导致了血流动力学障碍,还可有低血压及末梢循环障碍的表现。

2. 心电图特征

正常窦性心律时预激的心电图特征：

(1)P－R 间期缩短,成人<0.12s,儿童<0.10s。

(2)QRS 波增宽,成人>0.12s,儿童>0.09s。

(3)QRS 波群起始处有 A 波(也称为预激波),导致该起始处模糊、顿挫或切迹,此为预激的特征心电图改变。

(4)δ波常与 P 波融合,从而使 P－R 段消失。

(5)P－J 间期正常<0.26s。

(6)继发性 ST－T 改变:在主波向上的导联 ST 段上移,T 波直立,在主波向下的导联 ST 段下移,T 波倒置。

不同类型预激的心电图表现:

(1)A 型预激:在 V1～V6 导联中主波和 δ 波均向上。

(2)B 型预激:在 V1、V2 导联中主波和预激波 S 波均向下,在 V5、V6 导联中主波和 δ 波均向上。

(3)C 型预激:在 V1、V2 导联中主波和 δ 波均向上,在 V5、V6 导联中主波和 δ 波均向下。

(三)病情危重的指征

1. 预激诱发的阵发性室上性心动过速

患者心率一般在 180～220 次/分或更快,如果持续发作,将造成严重的心排出量下降,从而发生一系列临床症候,有器质性心脏病的患者就容易发生心力衰竭和急性冠状动脉综合征等。

2. 预激诱发阵发性房扑或房颤

大量的房性冲动分别、共同或交替从正常通道和异常旁道传向心室,患者的心室率多超过 180 次/分,使心排血量严重下降,严重时导致循环衰竭。此外,房颤对心室的影响也较室上速严重,它可使心室的不应期弥散,室颤阈值下降,从而诱发室颤。

3. 预激诱发室颤

室颤是最危险的心律失常,即使是年轻的、无器质性心脏病的预激患者,一旦被预激诱发室颤,如果未能得到及时治疗也将不可避免地发生猝死。如果在预激合并的房颤中患者的心室率不断加快,就应该立即采取紧急纠正措施同时准备好除颤装置,因为此种情况常是室颤的先兆表现。

(四)治疗措施

1. 院前急救措施

多数情况下单纯预激综合征无须治疗,如果预激合并快速心律失常则应立即采取措施将其终止,如果患者出现血流动力学障碍则应尽快采取电击复律,无电击设备时则采用抗心律失常药物治疗,详见阵发性室上速和房颤的有关章节。

2. 院内治疗措施

单纯的预激综合征:如果预激波影响某些疾病的诊断,可以采用加速房室传导或抑制旁路传导的方法暂时消除预激波：

1）运动：适用于无器质性心脏病的患者，可以采用蹬车及其他方法，增加患者的心脏做功，达到加快心率的目的。心率加快后预激波和预激导致的 Q 波可以减轻或消失。

注意：高龄和器质性心脏病患者禁用此法。

2）阿托品 0.5～1mg 静注 3～5min，通过抑制迷走神经张力来加快房室传导，近而增加心室率。

3）普鲁卡因胺或奎尼丁等药物的应用。

（五）护理措施与其他

急性心律失常一样，对预激综合征合并有可能危及患者生命的快速心律失常加强监测，同时尽快做好电击复律准备，建立静脉通道，随时配合医师处理突然发生的意外。

第三节　心力衰竭

心力衰竭是各种心脏疾病导致心功能不全的一种综合征，表现为心肌收缩力下降使心排出量不能满足机体代谢的需要。一旦出现心衰，大部分患者就步入一个进行性恶化的过程。其中慢性心力衰竭是目前唯一的发病率仍在上升的心血管病，患者数量日益增加。随着年龄增高，心衰的患病率显著上升；Framingham 研究显示，在45～94 岁年龄段，年龄每增加 10 岁，心衰的发病率约翻一倍，是老年人死亡的主要原因之一。

一、美国和中国心衰疾病统计学资料

美国的统计资料显示，美国有 490 万心衰患者，并且每年有 40 万～70 万新患者，人群中心衰的患病率约为 1.5％～2.0％，而 65 岁以上人群可达 6％～10％。在过去40 年中，由于心衰导致的死亡增加了″6 倍，心衰是主要心血管病中发病率显著增加的唯一的病症。心衰正在成为 21 世纪的重要公共卫生问题，但是中国至今未见大样本的人群心衰患病率的资料报道。一项中国心血管病健康多中心研究结果显示，我国成年人心衰的患病率为 0.9％，其中男性为 0.7％，女性为 1.0％，患病率低于西方国家。但是，即使按这个患病率计算，我国目前 35～74 岁成年人中仍约有 400 万心衰患者，这是一个不容忽视的问题。心衰的地区分布显示，我国心衰的患病率是北方高于南方 1 倍以上，城市稍高于农村，这与我国冠心病和高血压地区分布是一致的。

研究结果同时显示，女性心衰的患病率高于男性，而西方国家的心衰患病率的报道一般为男性高于女性；造成这种差异的原因，可能和心衰的病因谱差异有关。在西方国家，冠心病和高血压是心衰的绝对主要原因，而风湿性瓣膜病很少。而在我国心衰的病因中仍有不少是风湿性瓣膜病。风湿性心脏病的发病率是女性高于男性，这可能是造成我国心衰的性别构成与国外不同的原因。

二、心力衰竭的病理生理

（一）心力衰竭的定义

根据 ACC/AHA 对"成人慢性心脏衰竭的诊断及管理指南"，心力衰竭是由各种损害心室充盈或射血功能的结构或功能性心脏疾病引发的一组"复杂的临床症状"，此时心脏不能提供足够的氧供应新陈代谢的需要。心力衰竭时液体潴留可能导致肺水肿，听诊出现湿啰音以及外周水肿；肺内液体潴留会影响气体交换，导致疲乏；而后出现呼吸困难以及活动无耐力。随着研究进展，"心力衰竭"这一名词取代了"充血性心力衰竭"，这是因为心力衰竭患者不总是出现液体超负荷或肺充血。

(二)心力衰竭的病因

心衰的病因复杂多样。临床上左心力衰竭的常见原因可能是高血压、心肌梗死引起的非功能性心肌损伤；或病毒性心肌炎；氧供不足导致冠状动脉狭窄可能会引起心肌收缩力不足，也会引发左心衰；还可由瓣膜关闭不全、房间隔缺损或室间隔缺损造成。右心衰竭最常见的病因是继发于左心衰，另外可由任何增加肺内压力的因素造成，如肺气肿、肿瘤、早期肺动脉高压、阻塞性睡眠呼吸暂停以及机械通气。

(三)心力衰竭的代偿机制

人体有许多的反应机制来对心力衰竭进行代偿。

1. 代偿机制一

最初的反应是短期急性反应(数分钟到数小时以内)，主要由肾上腺分泌的肾上腺素和去甲肾上腺素大量释放入血所致，去甲肾上腺素也可由神经释放。在心力衰竭处于代偿期时，肾上腺素和去甲肾上腺素能增强心肌的做功能力，这有助于提高心排血量，从而在一定程度上代偿性地克服心脏的泵血能力问题。心排血量可以恢复到正常，不过此时心率增快且心搏有力。在没有心脏病的个体，这种短期的应急性反应是有益的。但在有慢性心力衰竭的患者，这种代偿反应可能会导致已经受损的心血管系统对这种激素需求的长期增加。随着时间的推移，这种需求的增加将导致心功能的恶化。

2. 代偿机制二

是指肾脏增强其潴盐(钠离子)作用。由于钠潴留，为保持血液中钠离子浓度恒定，机体同时要通过肾脏重吸收一定量的水分。这种额外的水分使血液循环容量增加，这在最初可以使心脏的做功得到一定程度的改善。体内液体潴留的一个重要的结果就是较大容量的血液使得心肌伸长。这种伸长的心肌收缩力增强。然而，随着心力衰竭的进展，循环中过多的液体渗出并聚积在身体的各个部位，引起水肿。液体聚积的部位取决于液体增多的程度以及重力的作用。如果人体站立，则液体渗出主要发生在双大腿和脚。同样，如果是处于卧位，则液体通常聚积在腰背部和腹部。此时因为液体和钠离子的潴留，常见患者体重增加。

3. 代偿机制三

是指心肌肥厚。肥厚心肌的收缩力更强，但最后却导致心功能失调，心衰恶化。

三、心力衰竭的症状和分级

(一)临床表现

1. 主要症状

处于失代偿期的心力衰竭患者常在体力活动时感到疲倦和乏力，这是由于他们的肌肉不能获得足够的血液供应所致。常出现水肿,水肿的部位和程度也取决于心脏受损的部位,右心与左心的衰竭呈现不同的水肿特点。

2. 左、右心衰的症状特点

右心疾病时血液淤积于右心,这种血流的淤积,导致脚部、踝部、大腿、肝脏及腹部水肿。左心疾病时液体主要淤积在肺部(肺水肿),从而导致极度的气促。最初气促发生在运动期间,但随着疾病的进展,症状在休息状态下也会出现。有时气促发生在夜间,这是由于夜晚患者平卧时,较多的液体回流入肺部所致;此时患者从睡眠中醒来,并感到气急;采取端坐或站立体位后,液体从肺流出,患者的症状很快缓解。当患者肺部出现严重液体聚积(急性肺水肿)时可危及生命。

(二)心力衰竭的分级

ACC/AHA 在 2001 年的指南中介绍了心衰的分级系统和建议的治疗,以帮助临床工作者对心衰的不同阶段加以分类。此系统的意义在于指导实践者鉴别和治疗有活动性疾病及心衰风险的患者,早期确诊和建立正确的治疗方案或生活方式,以降低发病率和死亡率。此系统并非意图替换 NHYA 的心衰功能分级,NYHA 的功能分级描述了 ACC/AHA 分级系统中 C 和 D 阶段的功能状态。

四、心力衰竭患者的监测与护理

(一)心力衰竭的临床评估和监测

心力衰竭患者虽经治疗,死亡率仍然很高。在患者方面,常因为治疗依从性较差,长期心衰造成悲观情绪,对治疗前景失去信心。患者的就诊、随访率较低,使一些患者失去了其他治疗机会,例如伴有房颤患者的抗血栓治疗,冠心病、瓣膜病的介入治疗和手术治疗等。因此,急需落实心衰患者的规范治疗,而护理在"心衰的预防、早期诊断、制定优化治疗方案、制定患者随访计划"中起着重要的作用,需要发挥专科的特长。

1. 护理评估

(1)心力衰竭的症状和体征标准:临床上具备以下 2 个主要条件,或 1 个主要条件和 2 个次要条件时可判断患者有心力衰竭:

1)主要条件:颈静脉怒张、肺部啰音、心脏扩大、急性肺水肿、奔马律、阵发性夜间呼吸困难或端坐呼吸、静脉压上升超过 12mmHg(1.6kPa)、循环时间＞25s、肝颈静脉反流征阳性。

2)次要条件:踝部水肿、夜间咳嗽、劳累性呼吸困难、瘀血性肝大、胸腔积液、潮气量减少到最大量的 1/3、心率大于 120/min。

区别左、右心衰的常用指标为:

1)左侧心力衰竭:肺毛细血管楔压(PCWP)＞1.6kPa(12mmHg),左室舒张末压＞1.33kPa(10mmHg),心排血指数(CI)＜2.6L/(min·m^2)。

2)右侧心力衰竭:右室舒张末压＞0.667kPa(5mmHg),心排血指数(CI)(2.6L/(min·m^2)。

(2)诱因评估:身体或精神过度疲劳,急性感染,特别是呼吸道感染,静脉输液过多过快,药物使用不当,例如不恰当的使用抑制心肌收缩的药物或突然停用强心药,严重心律失常等。

(3)其他临床表现评估

1)晕厥:由于心排血量减少引起脑部缺血而发生的短暂的意识丧失。发作持续数秒时可有四肢抽搐、呼吸暂停、发绀等表现。

2)休克:除原有心脏体征外,出现血压下降、脉压减小、心率增快、脉搏细弱、皮肤湿冷、面色苍白、尿量减少、烦躁不安的表现。

3)急性肺水肿:由于严重的左心室排血不足或左心房排血受阻引起肺静脉或肺毛细血管压力急剧升高,液体自毛细血管漏至肺间质、肺泡甚至气道所致。表现为突然的气急,口唇发绀,端坐呼吸,严重的咯出粉红色泡沫痰。肺部可以听到哮鸣音和水泡音,心率增快,严重时呈奔马律。

4)心搏骤停:表现为心音消失,脉搏摸不到,血压测不出,意识丧失,呼吸停止,瞳孔散大。

2. 治疗与监测

(1)心力衰竭的主要处理:目前的治疗方法主要包括:

1)针对原发病因治疗是心力衰竭治疗的基本措施,同时控制、避免、消除各种诱发心力衰竭的诱因。

2)应用利尿药和抗高血压药减轻心脏负荷,原则是合理应用,避免滥用。尤其在急性心力衰竭时更要快速、积极应用,同时根据情况应用吗啡和氨茶碱,必要时选用机械性循环辅助装置,如主动脉内气囊反搏(IABP),可减少左心室做功,增加心排量,降低左心室充盈压力。

3)使用强心苷类和新型正性肌力药增强心肌收缩力,新型正性肌力药包括拟交感胺类的多巴胺和多巴酚丁胺、磷酸二酯酶抑制剂类的氨力农和米力农。

4)使用β受体阻滞剂。

5)基因治疗。

(2)心力衰竭的主要监测:包括心电监护、心功能及血流动力学监测,以及生化指标、血药浓度的监测等。

(二)不同类型心力衰竭患者的护理

1. 慢性心力衰竭患者的护理

(1)一般护理

1)充足的睡眠和休息:体力和精神休息可以降低心脏的负荷。患者情绪要稳定,避免激动、紧张、心情忧郁不畅、恼怒及过度兴奋等。入睡困难者,按病情给予适当的镇静剂。严重心功能不全者应卧床休息。睡眠时可采用高枕或半卧位姿势。

2)适当活动:轻度心衰患者可适当进行活动;比较重者需要限制日常活动,每天卧床休息时间保持在12～14h 严重心衰患者则需要完全卧床休息,但仍应保持经常的床上被动活动。

3)合理饮食:以高维生素、低热量、少盐、少油、富含电解质及适量纤维素及无机盐的食物为好,注意供给足量的钙,根据病情限制钠的摄入非常重要。

4)吸氧:急诊入院时可给予高浓度高流量给氧,病情稳定后给予鼻导管持续低流量给氧。

5)皮肤及口腔护理:重度水肿者,应定时翻身,保持床单位整洁、干燥,防止压疮的发生。加强口腔护理,防止口腔内溃疡感染。

(2)用药护理

1)利尿剂:排钾利尿剂(氢氯噻嗪、呋塞米等)有较强的排钾作用,使用时注意观察患者有否低钾表现。保钾利尿剂(螺内酯、氨苯蝶啶等)利尿作用较弱,常与排钾利尿剂合用以防低血钾。应准确记录 24h 尿量,观察用药反应。

2)硝普钠:是同时扩张小动脉和静脉的药物,使用时注意观察患者有无低血压发生,特别要注意避光,每 4～6h 更换一次新鲜配制的溶液,防止氰化物中毒。

3)洋地黄:加强心肌收缩力,减慢心率,增强心排血量,正性传导。适用于中、重度收缩性心功能不全患者,不宜应用于病态窦房结综合征、二度或高度房室传导阻滞、急性心肌梗死等。最初 24h 内,应密切观察洋地黄中毒或过敏等情况。

(3)健康教育:鼓励患者积极治疗原发疾病,避免心衰的诱发因素;保持情绪稳定;适当安排休息和活动。护士可以随访者或心衰院外管理者的身份指导患者自我监测病情,如观察足踝下水肿情况;有无夜间呼吸困难发生;服用洋地黄类药物前自测脉搏;定期门诊随访,监测血地高辛浓度。

(三)饮食建议

(1)食盐摄入的标准

①一般轻度心力衰竭的患者,摄入的食盐应限制在 5g/d。

②中度心力衰竭应限制在 2.5g/d。

③重度心力衰竭一贯限制在 1g/d。特别强调低钠饮食:不吃腌制品、各种酱类、酱油、味精、香肠,少吃小苏打或发酵粉做的馒头。

(2)注意促进和保证患者的食欲,可变换烹调方法,使用一些调味食物,如洋葱、醋、柠檬、大蒜等。

(3)对于水肿不十分严重或利尿剂效果良好时,限盐无须特别严格。

(四)洋地黄中毒及处理

1. 洋地黄毒性反应

(1)消化道症状:食欲缺乏最早出现,继以恶心、呕吐;

(2)神经系统表现:如头痛、忧郁、无力、眩晕甚至神经错乱;

(3)视觉改变:视力模糊、黄视和绿视等;

(4)心脏毒性表现:各种类型的心律失常,服用洋地黄过程中突然出现心律转变,是诊断洋地黄中毒的重要依据。

2. 洋地黄中毒的处理

(1)立即停用洋地黄,必要时停用排钾利尿剂;

(2)补充钾盐,心电图检测心律失常纠正或有高钾心电图时应立即停药;

（3）纠正心律失常,苯妥英钠是治疗洋地黄中毒所致各种期前收缩和快速心律失常的最安全有效的药物。

（4）使用洋地黄类药物前应测心率,如小于 60 次/分钟应警惕洋地黄中毒的发生。

（5）使用其他正性肌力药物,如 β 受体激动剂（多巴胺,多巴酚丁胺）、磷酸二酯二酶抑制剂（氨力农、米力农）,使用时应注意与呋塞米的配伍禁忌。

2. 急性心力衰竭患者的护理

（1）急性心力衰竭的主要表现:特征性表现为急性肺水肿。患者突发严重呼吸困难,端坐呼吸,有窒息感,口唇发绀,大汗淋漓,极度烦躁不安,咳嗽,咳粉红色泡沫样痰。听诊心率加快,心尖部可闻及奔马律,双肺对称性布满湿啰音和哮鸣音。还可有晕厥、休克及心脏骤停等表现。

（2）急救措施:护士往往是面对这些症状的第一人,当看到患者出现以上情况时,应想到患者有极度的濒死感,必须表现出镇定、可依靠,而不是手忙脚乱、大声呼救。因此,急性肺水肿的抢救应该在护士第一次来到患者身边时就已经开始,下面是抢救的方法:

1）体位:协助患者呈坐位,双腿下垂。注意为患者提供高被、高枕等靠物,并防止患者坠床。有条件的医院可以为患者提供床桌及软枕,使患者可以休息。

2）镇静:陪伴患者,安慰患者,给他安全感,必要时皮下注射吗啡 3～5mg。必需劝说家属保持安静,禁止大喊大叫,以免给患者造成不良刺激。

3）酒精湿化吸氧:高流量氧气吸入（10～20mL/min）,通过 20%～30%酒精湿化液,

但注意时间不宜过长（一般不超过 24h）,以防酒精中毒。湿化瓶标签应注明酒精浓度及开始使用时间。

4）利尿:遵医嘱予以呋塞米 20～40mg 静脉推注。

5）强心:毛花苷 C 稀释后静脉缓慢推注,推注前后测心率,如心率低于 60 次/分钟应慎用。

6）扩血管:舌下或静脉应用硝酸甘油。

7）解除支气管痉挛:氨茶碱 0.25g 以 50%葡萄糖 40mL 稀释后缓慢静脉推注,应在 15～20min 内推完。

8）监测:注意尿量、心电图及血气分析的变化,观察患者生命体征。

第四节　心肌梗死

急性冠脉综合征包括不稳定心绞痛与急性非 ST 段抬高心肌梗死,是由于冠状动脉的严重狭窄和短暂性闭塞所致,与冠状动脉长时间完全闭塞所致的 ST 段抬高心肌梗死不同。急性冠脉综合征患者如果狭窄不是很严重或闭塞持续的时间不长,就不足以引起心肌坏死;但如病程进展,导致心肌坏死的发生时就演变为 S－T 段抬

高心肌梗死。

一、心肌梗死的病因、病理和临床表现

(一)心肌梗死的病理生理改变

心肌梗死发生后心脏的泵血功能直接与损伤组织(梗死组织)的范围和部位有关。如果一半以上的心肌组织损伤,将不能维持心脏功能,发生严重的障碍和死亡。有时虽然心肌组织损伤范围并不广泛,但由于泵功能的下降,不能泵出足够的血液,也可导致心衰或休克。损伤的心脏逐渐增大来部分代偿心脏泵功能下降(增大的心脏收缩更有力),而心脏的增大也反映了心肌本身的损伤;心肌梗死发生后心脏增大者的预后比心脏正常者差。

(二)心肌梗死的病因

血栓是冠状动脉阻塞最常见的原因。通常由于粥样斑块存在已有冠状动脉部分狭窄,而粥样斑块发生破裂或撕伤加重阻塞。同时,破裂的粥样斑块不仅限制了血液在动脉内流动,本身将因血小板黏附集聚促使血栓形成。

引起心肌梗死的一个少见的原因是来自于心脏本身的血栓栓塞。有时血栓在心脏内形成,碎裂下来的小血块随血液流到冠状动脉导致冠状动脉阻塞。另一个少见的原因是冠状动脉痉挛引起的冠脉血流阻断。痉挛可以由于药物(如可卡因等)或吸烟引起,但有时原因不明。

(三)心肌梗死的症状

1. 心绞痛

多数情况下,人们感觉到的心绞痛是发生在胸骨后的一种压榨感或疼痛感。疼痛也可以发生在左肩部并沿着左上肢内侧向下放射,或向背部、咽喉部、下颌、牙齿以及偶尔沿右上肢向下放射。许多患者描述这种症状的发作更多是不适感而不是疼痛。同类型的心绞痛具有不同的特点。

(1)典型的心绞痛:发作常由体力活动诱发,疼痛只持续数分钟,且休息时可缓解。

(2)变异型心绞痛:由心脏表面较大的冠状动脉痉挛引起。这类心绞痛的特点是在休息时发作而不是在活动时发作,发作时心电图有某些改变。

(3)不稳定型心绞痛:是指症状特征发生改变的心绞痛。如疼痛程度更严重、发作更频繁、活动较少或休息时也出现心绞痛等都是一种严重情况。这些症状的改变通常反映了冠状动脉疾病发展迅速。发生的原因是粥样斑块破裂或血栓形成导致冠状动脉的梗阻加重。继发心肌梗死的危险相当高。因此,不稳定型心绞痛是一种急症情况。

2. 急性心肌梗死

大约 2/3 的患者在心肌梗死发生前数日内有间歇性胸痛、气促和乏力等症状。甚至在体力活动越来越少的情况下,胸痛发作的频率仍然增加。这种不稳定型心绞痛最终发展成为心肌梗死。

(1)常见症状:通常最常见的症状是胸骨中部发生的疼痛,这种疼痛可以向背部、

下颌或左肩部扩散或放射;较少见的情况下疼痛向右肩放射。疼痛可以在上述一个或多个部位发生,并不总是发生在胸部。心肌梗死时的胸痛与心绞痛相似,但通常疼痛更为剧烈、持续时间更长且不能被休息或服用硝酸甘油所缓解。少见的情况,疼痛发生在腹部,常与消化系统疾病相混淆。

(2)其他症状:包括晕厥以及心悸。不规则心跳(心律失常)可以严重干扰心脏泵血能力,甚至心脏停止有效的泵血(心搏停止),导致患者意识丧失和死亡。另外,心肌梗死发生时,患者变得烦躁、多汗、焦虑以及有濒临死亡的感觉;嘴唇、手和脚的颜色可以轻度发绀。

二、心肌梗死的治疗和监护

(一)治疗原则

1. 减轻疼痛

除了常规使用药物,如吗啡、哌替啶等外,还包括以下方法:

(1)给氧:给予患者鼻导管吸氧 2～4L/min,当心肌供氧增加时,疼痛可以被缓解。如果患者发生病情恶化,可以采用面罩吸氧法,或使用呼吸机供氧。

(2)使用硝酸盐/硝酸甘油:可用于短期治疗或长期持续治疗,非静脉用药(口服、舌下含服)常用于心肌缺血或心绞痛,而不是心肌梗死。静脉使用硝酸盐/硝酸甘油适用于不稳定型心绞痛或心肌梗死演变期,持续静脉点滴至疼痛缓解。在保持患者收缩压在 80mmHg 的情况下,一般可用到 0.2mg/min。

(3)静脉使用吗啡硫酸盐:以小剂量增加直至疼痛缓解。

(4)钙离子拮抗剂:如尼非地平等,可以阻止钙离子进入细胞,使冠脉及外周静脉扩张,缓解由冠脉痉挛引起的疼痛。另外,它能控制过快的心率(如室上速),降低心脏收缩力,以减少心肌对氧的需求。

2. 减低心脏负荷,以减少对氧的需求

(1)β-肾上腺素阻滞剂:如美托洛尔、卡维地洛等,能降低心率、血压、心肌收缩力,是对急性心肌梗死患者治疗中的重要一环。

(2)血管紧张素转化酶抑制剂(ACEI):如依那普利等,可以降低血压,并因此降低心室收缩的阻力。用于心肌缺血或心肌梗死后需长期控制血压的患者,对预防心衰也有效。

3. 心律失常的识别、治疗以及预防

有时,抗心律失常药物的使用会使急性心肌梗死时不稳定的传导系统恶化。心电治疗(如同步复律、除颤、体外/经胸起搏、经静脉起搏等)可能会给这些患者提供安全的策略。

(二)监测与护理

护理人员应从急性心肌梗死的急救、院内重症监护、特殊治疗的配合和护理等方面着手,同时加强康复指导和健康教育,降低急性心肌梗死的发病和死亡率。

1. 急性心肌梗死患者的院前及急诊处理

(1)人群的宣传教育:急性心肌梗死如不及时治疗,死亡率很高,而且远期预后也不好,所以特别强调早发现、早治疗。而患者本人的行为是很重要的限速因素,必须加强人群的宣传教育。

（三）人群宣教的内容和方法

通过各种宣传媒体对人群(特别是冠心病高危人群)介绍有关冠心病的知识,特别是危险因素及发病的症状,让他们知道出现以下情况是危险的,提倡"有胸痛去医院"。帮助人群了解如果早期不放过细微表现而及时就诊,将为治疗争取大量的时间。这些症状包括:

(1)胸骨后或心前区不适持续较长时间(常大于15min);疼痛向颈部、背部、肩部、下颌部放射。

(2)胸部不适同时伴有乏力、出冷汗、面色苍白等情况,有濒死感。

(3)不典型的症状,如牙痛、胃痛等。

对有心脏病及急性心肌梗死高危患者进行急性发病的处理措施的教育,以减少时间的延误:及时服用阿司匹林和硝酸甘油;即刻与急救中心联系;了解附近能提供24h服务的医院所在;常备一份基础心电图等。

增加冠心病、急性心肌梗死的知识讲座和技能训练,对象扩展到公共场所服务人员,如警察、消防员、乘务员等,使他们发现有人出现胸痛时能及时采取一般抢救。

1. 完善的急救系统

多数患者的死亡发生在起病后的最初4h内,所以,尽早送入医院并尽早开始治疗至关重要。急救中心不但应提高效率、增加网点、改善设备、使用现代化工具,而且应该通过业务学习和技能训练提高自己的水平,做到早发现、早到达、早除颤。选择医院的原则是"就近",但是同时要考虑到医院是否有24h的心脏专科急诊,当然,有CCU的医院就更加理想。

2. 入院前的处理

不论在医院的急诊室还是其他发病现场,对于可能或确定急性心肌梗死发作的患者,应该就地抢救:

(1)就地平卧,绝对休息,用最短的时间测患者的生命体征,初步判断患者有无心律失常、心力衰竭或休克。

(2)迅速舌下含服硝酸甘油或麝香保心丸。

(3)有条件的应马上吸氧。

(4)如出现心搏骤停,应立即给予就地心肺复苏。

(5)转送途中应备好抢救物品和药品,争取时间,在最短的时间内进入急诊或CCU病房。

3. 急诊的处理

急性胸痛患者进入急诊室,应迅速对患者进行评估,包括生命体征、18导联心电图、简单询问病史、心电监护(应含血氧饱和度),并建立静脉通道,采集静脉血标本测定心肌酶、血常规、凝血指标、电解质等。对于有缺血样胸痛的患者,只要没有过敏或禁忌,护士应配合医生立即进行常规治疗:

(1)鼻导管或面罩吸氧 4L/mm,维持氧饱和度 90％以上。

(2)口服阿司匹林 160～325mg。

(3)硝酸甘油舌下含服或持续静脉滴注,使用中注意观察血压变化。

(4)对于疼痛不能缓解的患者,可以使用哌替啶肌内注射或吗啡 2～4mg 静脉注射。

(5)安慰患者,给患者安全感。

同时,护士应认识到,时间的延误不仅发生在患者寻求救助的过程中,即使在进入急诊室后,也因为各种原因发生延误;必须抓住对于急性积极梗死患者最为重要的四个时间点,采取积极措施缩短开始治疗的时间。

时间点 1:到达急诊室

(1)与急救系统建立通讯联系。

(2)获取院前的心电图。

(3)接诊护士重点询问主要临床症状,不应过于侧重其他身份的登记。

(4)对非创伤性胸痛的患者进行快速评价。

时间点 2:获得第一份有价值的心电图

(1)确定是否获取院前心电图。

(2)急诊室心电图机随时备用,立即实施心电图检查,并在 5min 内获得心电图。

(3)完成心电图检查后立即将图像交于医生。

(4)完成心电图分析,最好配有电脑自动分析。

时间点 3:做出诊断及决定再灌注治疗

(1)急诊室备有急性心肌梗死的诊断和排除标准、常用的药物及药物的具体用法等。

(2)对于 ST 段抬高的患者急诊室的上级医生立即决定是否选择溶栓治疗。

(3)如有疑问立即通过电话等通讯方式请教心脏病专家有关的适应证、禁忌证和心电图的解释。

时间点 4:实施溶栓或急诊介入治疗

(1)用最短的时间向患者和家属交代病情、治疗计划、风险性。

(2)有条件者在急诊室就地实施溶栓治疗。

(3)同时进行其他辅助治疗。

4. 急性心肌梗死患者的重症监测与护理

(1)常用监护技术:急性心肌梗死患者进入病房以后应立即予以持续心电监护;多采用 Ⅱ、Ⅲ、aVF 与 V_5 导联为好。急性心肌梗死最初的 24h 内心律失常的发生率最高,护士应密切观察,特别注意患者是否有恶性心律失常发生。对于出现严重低血压、心源性休克、心脏泵功能不全、有合并恶性心律失常、严重心肌缺血患者应同时予以持续血压监测;对急性心肌梗死合并心脏泵功能衰竭(急性左心衰并心源性休克)和低排血量综合征时需用 Swan－Ganz 漂浮导管进行床旁血流动力学监测。

(2)病情评估和判断:一个好的心血管专科护士还应具有一定的预见能力,准确评估和判断病情。当急性心肌梗死患者心电图提示为广泛前壁心肌梗死;出现休克、明显低血压、严重心律失常或心力衰竭等并发症;剧烈胸痛持续 1～2d 不能控制;血清酶大幅度增高;窦性心动过速持续 2～3d(尤其心率)110 次/分钟等情况时,提示患者预后不佳,护士应随时做好抢救准备,并做好交班。

(3)氧疗:一般采用鼻导管吸氧,急性心肌梗死有轻度缺氧伴严重二氧化碳潴留时,持续低流量(1～2L/min)给氧;无二氧化碳潴留者,持续中流量(2～4L/min)给氧;急性心肌梗死合并急性左心衰、肺水肿、心源性休克者,$PaO_2 < 80mmHg$,可持续高流量(4～6L/min)给氧 2～3d,然后根据血气分析随时调节氧流量或改为每日间断性给氧,持续数天至数周。对于严重缺氧患者可采用面罩给氧的方法,氧气流量 4～6L/min(伴二氧化碳潴留者氧流量 3～4L/min)。对于严重低氧血症导致呼吸中枢抑制的患者,须及时行气管插管及呼吸机机械通气。

(4)休息与活动:无并发症的急性心肌梗死患者早期应绝对卧床休息 2～3d,保持环境安静,减少探视,防止不良刺激。以后可以逐渐开始康复活动(具体见"心肌梗死的康复"),对病情较为严重,并有并发症的患者,卧床时间应适当延长。

(5)饮食:急性心肌梗死患者应禁食直至胸痛消失,然后给予流质、半流质,逐步到普通饮食。食物应选择清淡、易消化食物,并做到少食多餐,禁饱餐,禁刺激性饮食,禁烟酒。

(6)保持大便通畅:排便护理在急性心肌梗死护理中非常重要,无论是急性期或恢复期的患者常因便秘而诱发心律失常、心绞痛、心源性休克、心力衰竭,甚至发生猝死,护士指导患者养成良好的排便习惯可以避免患者因排便困难带来的不良后果。

(7)心理护理:急性心肌梗死患者经常出现惊恐、忧虑、抑郁、易怒等情绪波动的表现,心肌缺血坏死所造成的疼痛使患者产生濒死感,感到非常恐惧;另一方面,担心心肌梗死是否会再次发生,以后的劳动能力是否受到影响。针对以上原因,护士可以采取:

1)和蔼亲切的态度和娴熟的护理技术给患者提供安全感,特别是对疼痛没有缓解的患者;要让患者知道,护士一直密切观察情况,能体会患者的感受。

2)及时对患者解释监护仪器等设备的作用和需要患者注意的事项。

3)倾听患者的主诉,了解患者所担心的。

4)尽量避免言语、行为对患者的不良刺激,特别是在抢救其他患者时,应压低声音,尽量减少对患者造成的不良影响。

5)对特别焦虑、紧张的患者,应允许家属探视甚至陪伴。

6)可以适当收听放松肌肉、消除精神紧张的音乐。

5. 急性心肌梗死再灌注治疗的护理

早期再灌注治疗的目标是要尽早、充分而持续地开通梗死相关动脉,以挽救濒临坏死的缺血心肌,挽救生命。"时间就是心肌,时间就是生命"。护士在再灌注治疗中担任的是执行者和观察者的角色。这里主要介绍溶栓疗法的护理,至于介入治疗的护理,将在下一部分"心血管介入治疗的护理"中详细介绍。

（1）常用的溶栓药物：有尿激酶、链激酶、重组组织相容性纤溶酶原激活剂等。

（2）护理措施

1）严格按照要求输注溶栓剂，考虑体重、剂量与输注时间。以 rt－PA 为例，使用时应选用上肢静脉输入，禁用下肢静脉；稀释后先用 8mg 做静脉推注（一般推注时间为 5~10min），再用剩余 42mg 做静脉滴注（一般在 30min~1h 内滴注完）。

2）使用溶栓剂期间禁止大幅度翻动患者。

3）严密观察出血倾向，包括患者有无皮肤出血点、牙龈出血、呕血、咯血、便血、血尿等出血倾向；另外，对神志出现异常的患者应特别注意是否出现颅内出血。

4）观察再灌注性心律失常的发生，一般为良性心律失常，多为一过性，可以恢复；但也可发生致死性室性心律失常，且发生突然；故溶栓患者应有持续心电监护。

5）观察患者的胸痛主诉有无减轻或再发。

6. 急性心肌梗死的介入检查及治疗

（1）冠脉造影术：是目前公认的冠心病检查的金标准，是治疗心脏病常用的有创操作，可提供冠状动脉病变的严重性和病变部位的信息，对冠心病的治疗至关重要。

1）适应证：ST 段抬高的急性心肌梗死；急性冠脉综合征（不稳定型心绞痛/非 ST 段抬高的急性心肌梗死）；慢性稳定型心绞痛；室性心律失常（持续性室速或有其他原因不明的心脏猝死）等。

2）相对禁忌证：凝血异常；肾衰竭；造影剂过敏；感染；未控制的高血压；失代偿性心衰等。

3）手术前准备：①知情同意：检查之前，与患者及家属充分讨论与沟通，说明检查的目的，包括实施与不实施检查的风险，以及预计的益处；特别应谈到有 0.05％ 的心肌梗死和 0.1％ 死亡风险；②药物：检查当日患者应禁食，也应停用其他降糖药；检查前应给予阿司匹林；根据手术要求及患者情况决定是否使用肝素；③手术前用药：既往有造影剂过敏的患者，术前可给予异丙嗪，或肌内注射苯海拉明；④静脉输液：对肾功能不全的患者，

术前输液可有助于避免造影剂对肾脏的损伤。由于造影剂在术后造成大量的渗透性利尿，术前输液也有助于防止无心衰的患者出现低血容量状态。当然，输液要注意量和速度，防止患者出现肺水肿。

4）操作过程：①选择动脉途径并穿刺：通常大多数患者采用股动脉途径，除非患者有禁忌证，如严重的外周动脉疾病、腹主动脉瘤、该区域近期的移植术或表面皮肤感染（此时可用桡动脉或肱动脉）。股动脉套管穿刺点位；应在腹股沟韧带下方 2~3cm 处，可以减少并发症（腹膜后出血、假性动脉瘤、动－静脉瘘％）。动脉穿刺成功后，以 Seldinger 技术用扩张导管插入动脉鞘管，大多数诊断检查用 6F 的鞘管（Fr＝0.3mm），计划做介入治疗的用 8F 鞘管；②进入血管：在透视引导下送入不同的导管进入冠状动脉。通常首先进入左主干做左冠的造影，后做其他血管；③分别注射造影剂并显影：通常选用等渗或低渗的非离子型造影剂，此类造影剂对急性冠脉综合征、慢性肾功能不全、心衰或有造影剂过敏史的患者是安全的。左室造影时可同时测左

室舒张末压。

5)手术后处理:①拔除鞘管:如果不再继续做介入治疗,导引鞘管通常在操作结束后即刻拔除。方法为:局部麻醉后,拔除鞘管,局部直接手压止血20min以上。卧床时间因操作者、介入治疗的种类的不同而有所差异,卧床期间应密切观察有无出血或血肿形成;②封堵装置:如果需要继续做介入治疗,可用血管造影封闭胶和血管封闭胶封堵,也可使用缝合器。

6)并发症:①死亡:心导管术中总的死亡风险为0.1%。在许多临床情况下,死亡的可能性或增加,包括急诊导管术、左主干病变及高龄等;②心肌梗死:心脏导管术造成心肌梗死的风险为0.05%,可能由于原先的冠脉斑块破裂、冠状动脉夹层、大的空气栓造成。③心律失常:心脏导管术中发生室颤的可能为0.5%。心律失常尤其可能发生于右冠急诊和右冠注射造影剂时,应迅速除颤。④脑血管意外:脑血管意外的风险为0.05%,

可能在主动脉斑块破裂或经导管注入空气时发生。⑤血管并发症:动脉穿刺可能发生很多并发症,包括假性动脉瘤、大血肿、动静脉瘘、动脉血栓及腹膜后出血等。严密观察患者的穿刺点可迅速做出诊断。对腹股沟有血肿的患者,超声检查对早期诊断和处理血管问题很有必要,患者主诉新出现的背痛,以及血蛋白和(或)血压下降,要考虑腹膜后出血的可能。⑥感染:感染很少发生,正规的无菌操作可以减少感染,做诊断检查的病例不必常规预防性使用抗生素。⑦肾脏衰竭:心导管术中使用造影剂在某些患者中可能导致肾衰竭,尤其是原先有肾功能不全、脱水、高龄或糖尿病的患者,为避免发生肾衰竭,患者通常术前先输液,术中控制造影剂的用量。⑧其他并发症:低血压(造影剂造成血管扩张)、暂时性心肌功能下降、渗透性利尿引起的低血容量等都有可能发生,通常术后输液,以防发生此类并发症。

(2)经皮冠状动脉腔内成形术(PTCA):用于血管狭窄程度超过50%的患者。导引导管进入动脉狭窄的位置,附着于导管上的球囊随后被动扩张,增加血管腔的直径,同时加快扩张段血流速度。

(3)经皮腔内斑块旋切术:是用一种通过手术切除装置取出冠状动脉斑块的方法,旋切器可分为高转速的、低转速的和定向的几类。

(4)冠状动脉支架:是一种中空的管状物,用于"撑开"冠状动脉狭窄段。必须进行抗凝和抗血小板治疗。

(5)主动脉内气囊反搏泵:是主动脉内的气囊通过反搏发挥其血流动力学效应。气囊在舒张早期快速充盈,使冠状动脉充盈压明显升高,在等容收缩期主动脉瓣开放之前,气囊快速排空,主动脉内压降低,即减低了心脏阻力,使左室收缩期射血增加。以达到增加心排出量、降低心肌氧耗、增加主动脉压和降低后负荷的目的。

1)适应证:心源性休克;不稳定型心绞痛;高危介入患者的预防性应用。

2)禁忌证:主动脉瓣功能不全;慢性晚期心脏病;周围血管病;主动脉夹层或胸腔动脉瘤;不可逆性脑损害。

3)使用方法:选择正确的期间设定是该项技术的关键,即将球囊充气时间设定位于重搏切迹处(当主动脉瓣关闭舒张期开始时)。注意避免提前充气、延迟充气、提前排气和延迟排气。尤其避免提前充气和延迟排气,因为二者均使后负荷增加;而延迟充气和提前排气仅减少了冠状动脉血流。

4)并发症:包括肢体缺血、动脉夹层、胆固醇栓塞、脑血管意外、败血症、气囊破裂和血小板减少症等。

7. 心肌梗死的康复治疗

现代护理对急性心肌梗死的患者应提倡早期离床、早期活动、康复锻炼早出院,因此心肌梗死后的康复方案主要分为3个时期:急性期、恢复期和维持期。每个时期除运动疗法外,还包括对患者及其家属进行有关降低冠心病危险因素和纠正不良生活方式的健康教育。

(1)急性期(第一阶段为心肌梗死发病后治疗期间至日常生活可以自理阶段;无并发症的心肌梗死患者时间大约2~3周,有并发症的心肌梗死患者时间大约1个月,此期间康复的场所一般在医院内进行,主要内容体现在个人的清洁卫生方面。急性期康复活动中护士应嘱患者注意:呼吸平静,不能憋气;保持良好的胃肠功能;防止精神紧张、激动。当患者有以下表现应终止康复训练:胸闷、呼吸困难和眩晕;脉搏超过120次/分钟;收缩压升高30mmHg或舒张压降低20mmHg以上;心电图ST段抬高或下降0.1mm;出现危险的心律失常。

(2)恢复期(第二阶段):此期为从出院至回归社会期间,时间大约2个月,康复场所一般在住宅内。步行是恢复期最合适的运动方式。患者出院回家后的前几天应维持在医院最后几天的活动水平,逐渐开始读书、写字、做普通的家务劳动和参加一些轻松的文体活动。

(3)维持期(第三阶段):为恢复工作期间,时间大约3个月,恢复场所一般在特定的康复区域或工作岗位。此期的运动强度应以运动后心率恢复时间为5~10min为宜。心率恢复时间小于3min可能运动量偏小,15min后仍不能恢复则表明运动量过大。

8. 急性心肌梗死的健康教育

研究证明,西式的生活方式对冠心病的发病率有重要的影响。因此对于急性心肌梗死的患者,应做好健康教育,帮助患者逐渐建立健康的生活方式,同时控制发病的危险因素。

(1)戒烟:香烟中的尼古丁可使心率加快,刺激冠状动脉痉挛,还可以直接损害血管内皮,并使血液黏稠,使患者发生心绞痛及心肌梗死。因此对于急性心肌梗死的患者,特别是行PTCA或CABG的患者,要督促其戒烟。

(2)调整饮食结构:患者应养成吃清淡饮食的习惯。饮食中应尽量减少含高胆固醇的食物(肥肉、蛋黄、动物内脏等),并减少动物脂肪的摄入。另外,过量的糖分摄入,会在体内转化成脂肪,使人发胖,因此对于可以转变成脂肪的食物(砂糖、冰淇淋、蛋糕、甜饮料、香蕉等)的摄取也应适可而止。

(3)适量饮酒,少饮咖啡、浓茶。

（4）控制体重：肥胖使心脏的负担增加,患者应在医生护士的帮助下力求达到标准体重。在减肥的过程中,低热量低脂饮食及适当的运动是关键。

（5）控制其他危险因素：高血压、高血脂、糖尿病是冠心病的三大主要危险因素,而且这些因素有协同作用,合并在一起可以使冠心病的危险因素增加,因此控制血压、降低血脂水平、控制血糖就显得非常重要。

（6）坚持药物治疗。

（7）定期复查。

（四）心肌梗死患者排便的护理措施

（1）帮助患者合理饮食,给一定的水分,适当增加水果、蔬菜等富含纤维素的食物的摄入。

（2）为患者创造较为隐私、舒适的排便环境,帮助患者解除紧张情绪,使其适应床上排便。

（3）对 2d 以上未大便的患者应给予缓泻剂,以不使患者排便用力为原则。

（4）排便时,护士应注意观察心电监护情况,防止意外。一旦出现胸痛、室性早搏;等心律失常,均应马上停止排便动作。

（五）溶栓治疗的禁忌证和警示

1. 禁忌证

（1）对溶栓剂过敏。

（2）活动性内出血。

（3）有脑卒中病史。

（4）近期颅内或椎管内手术或创伤。

（5）出血性体质。

（6）严重的,难以控制的高血压。

2. 警示（以下情况可能会增加溶栓风险,需与预期效益加以权衡）

（1）近期大手术（如冠状动脉旁路搭桥术,剖腹产手术,器官组织活检）。

（2）曾进行静脉硬化血管穿刺。

（3）脑血管疾病。

（4）近期胃肠道及生殖泌尿系统出血。

（5）近期创伤。

（6）高血压（收缩压>180mmHg 和（或）舒张压>110mmHg）。

（7）左心血栓的可能性较大（如二尖瓣狭窄,心房纤颤）。

（8）亚急性细菌性心内膜炎。

（9）凝血因子缺乏包括继发于严重的肝脏或肾脏疾病。

（10）严重的肝脏或肾脏功能衰竭。

（11）妊娠。

（12）糖尿病出血性视网膜病变或其他出血性眼部疾病。

（13）脓毒血栓性静脉炎或严重感染部位的闭塞性动静脉插管。

(14)老年患者。

(15)目前正接受抗凝血药物治疗(如华法林)。

(16)有较大的出血风险或某些出血部位一旦出血则难以控制的情况。

(六)急性期康复护理计划

1. 洗漱

第1~2病日,护理人员帮助进行;第3~4病日,在床上可自己完成;第5病日以后,可下床自己完成。

2. 洗发

第4病日,患者可在床上由护理人员帮助完成;第5~7病日,患者可下床并由护理人员帮助完成;第8病日以后,自己完成。

3. 排泄

第1~2病日,在床上进行;第3病日,在床边使用坐便;第4病日,坐轮椅到卫生间使用坐便;第5病日后,视病情可步行到卫生间。

第四章　神经系统急危重症护理

第一节　大面积脑梗死

脑梗死是指由各种原因所致局部脑组织血供中断而造成该部位脑组织缺血、缺氧进而软化坏死;大面积脑梗死是指由各种原因造成供应脑部血液的颅内外动脉主干或重要分支发生闭塞,使接受供血部位的脑组织发生大面积坏死,引起严重的临床症状,如不及时有力救治会造成生命危险。

一、病因

(一)血管本身异常

(1)动脉硬化或动脉粥样硬化。

(2)动脉炎症病变,如结缔组织性疾病、炎症性血管炎、寄生虫性动脉炎、颅内动脉先天发育异常。

(二)血流动力学改变

(1)冠心病:冠心病时所发生的心律失常、房颤合并心脏附壁血栓等。

(2)风湿性心脏病:如心瓣膜异常、狭窄或关闭不全等。

(3)感染性心内膜炎:赘生物的存在和不断脱落。

(4)心脏或瓣膜其他疾病。

(5)椎动脉受压,造成血流缓慢,供血不足。

(6)直立性低血压。

(7)颈动脉窦过敏症。

(三)血液成分的改变

(1)高脂血症。

(2)高凝状态。

(3)高热、脱水。

二、临床表现

所谓大面积脑梗死,是指血栓形成的部位或栓子脱落堵塞的均为颅内大的动脉或主要分支,造成供血区脑组织大面积坏死,引起严重的临床症状,如不给予积极有效的治疗,将危及患者生命。下面主要介绍几个重点部位血栓形成的临床表现。

(一)椎基底动脉系统血栓形成

1. 基底动脉血栓形成

基底动脉是脑干、小脑、枕叶的主要供血动脉,基底动脉不全闭塞可引起严重的临床症状,如完全闭塞可迅速致命。在基底动脉血栓形成至完全闭塞中,早期可表现TIA 的症状,如眩晕、言语障碍、吞咽困难、视力丧失、视野改变、四肢无力或步态不稳、耳鸣、耳聋、意识障碍等。如血栓逐渐形成，造成不全闭塞时，上述症状便持续存在；如血管完全闭塞时，表现有昏迷，瞳孔呈针尖大小，四肢弛缓性瘫痪，双侧病理征。随着缺血局部病理改变的加重如缺血后脑组织软化坏死，周围水肿，患者临床症状进一步恶化，可出现高热、呼吸衰竭、脑疝等。

2. 小脑后下动脉血栓形成

小脑后下动脉主要是小脑和延髓部分区域的供血动脉，小脑后下动脉闭塞，可表现较重的临床症状和体征，如出现眩晕、恶心呕吐、吞咽障碍、声音嘶哑、同侧软腭抬举困难、交叉性感觉障碍、眼震、同侧霍纳征阳性、同侧肢体肌张力低下和共济运动障碍。

(二)颈内动脉系统血栓形成

1. 颈内动脉血栓形成

颈内动脉入颅后分为中央支和皮质支，中央支包括豆纹动脉、脉络膜前动脉、丘脑膝状体动脉，主要供血于纹状体和丘脑；皮质支分为大脑前动脉和大脑中动脉，主要供血于额叶内侧面及颞叶突面、顶叶等。颈内动脉血栓形成，常造成大面积脑梗死，临床症状危重并变化不一。病程可呈急性、慢性进展型，发病前多有 TIA 发生。症状可有偏瘫、偏盲、偏身感觉障碍，霍纳征阳性和动眼神经麻痹。如病变发生在主侧半球，可出现失语和精神障碍。

2. 大脑中动脉血栓形成

临床症状与体征与颈内动脉血栓形成相似。

颈内动脉系统血栓形成主要的威胁在于它能造成大面积脑梗死或周围形成水肿，使颅内压迅速增加，中线移位出现脑疝，如梗死后合并出血，更会加速加重脑疝的形成，临床可出现意识障碍、昏迷、呼吸障碍、高热等，而危及生命。

(三)脑栓塞

脑栓塞与脑血栓形成不同的是使脑供血动脉闭塞的原因不同，血管闭塞的原因往往是因各种心脏病、心脏瓣膜病等造成的栓子脱落阻塞了脑动脉所造成的一系列临床症状、体征，除发病急骤外，基本同脑血栓形成。

三、治疗

(一)脱水

大面积脑梗死由于脑组织缺血坏死造成脑水肿，颅内压骤然升高，如不及时降低颅内压将导致脑疝而死亡。降低颅内压的方法：

1. 渗透性脱水

常用药物有 20%甘露醇，成人按每次 1～2g/kg 静脉快速滴入或注入，10～20min 即产生脱水效果，使颅内压降低，但 4～6h 颅压可升到原来水平，故需重复用药。用药时应注意补充电解质。山梨醇用法与剂量基本与甘露醇相同，但作用略差于甘露醇。高渗葡萄糖，主要维持时间短，况且老年人多伴有糖尿病，故使用受到一定限制。人血白蛋白是胶体性脱水剂，主要用于脑水肿合并体液大量丢失和休克者，但作用缓慢且价格昂贵。

2. 利尿性脱水

药呋塞米,作用快,但作用弱于甘露醇,且电解质丢失明显,可与甘露醇交替使用。

3. 肾上腺皮质激素

地塞米松降颅压作用较强,水钠潴留副作用小,急性期可静脉给药,每日每次10～20mg,除此之外,地塞米松可降低机体对疾病的强烈反应,提高机体自身调节。

（二）超选择性动脉内溶栓治疗

发病12h以内,大面积脑梗死还未形成时,在使用脱水剂的基础上,经脑血管造影后证实为颅内动脉主干或大的分支闭塞者,CT扫描未见大面积新梗死或梗死后的出血,除外有出血倾向体质者可行超选择性动脉内溶栓治疗。方法:经全脑血管造影明确闭塞动脉后,经微金属导丝导入微导管,将导管端导至闭塞部位,然后经微导管缓慢注入尿激酶10万～30万U(以15mL生理盐水稀释并加入低分子右旋糖酐15～20mL),约60min注射完毕,此后再经微导管注入少量造影剂观察闭塞血管是否已开通,如未开通可再次给予尿激酶,但总量不宜超过40万U。多数学者报道,发病至溶栓时间越短,同时在脱水剂、激素的应用下闭塞血管的再通率越高,临床症状改善越好。治疗中需注意的并发症首要是出血倾向,最多见的是穿刺部位的出血。注意掌握术后局部压迫的力度和时间的长度。

（三）手术治疗

如脑动脉大的主干闭塞,又超过了超选择性动脉内溶栓最佳时机,发生了大面积脑梗死,出现高颅压脑疝,脱水剂的使用已远远不能奏效时,此时应果断行手术减压治疗。目前多采用切除双侧额颞顶区大骨瓣减压术,临床效果显著,可以及时挽救患者的生命。

（四）全身支持治疗

1. 保持呼吸道通畅

大面积脑梗死患者常伴有意识障碍,各种反射减弱,此时要积极防止呼吸道阻塞,取出假牙。在使用抗生素的同时早期采取气管插管或气管切开术,这对及时清除呕吐物、口腔气管分泌物非常有利,能及时避免患者因分泌物不能排出而造成的肺不张或窒息。此外为使用人工呼吸器创造了条件。

2. 重要脏器的保护措施

在治疗过程中要积极防治脑心综合征的出现,应随时观察有无心衰、心肌缺血、心梗的存在,应进行24h心电监测,以便发现问题及时处理。应预防肺水肿的出现和消化道出血。大面积脑梗死的患者常合并上消化道出血,早期下胃管给予间断胃肠减压,目的是防止呕吐和呕吐物阻塞呼吸道,同时可选用抑制胃酸分泌的药物,如西咪替丁0.4～0.6g加入静滴液体小壶,奥美拉唑40mg加入小壶。及时给予留置导尿管,间断开放导尿管,同时注意会阴部卫生和膀胱的冲洗。

3. 高热的处理和皮肤护理

首先可用物理降温,如枕冰袋,使用颅脑降温仪和酒精擦浴,同时可给予药物降温,如柴胡注射液 4mL,肌内注射。消炎痛栓半至一粒塞肛等。有意识障碍者一般不主张使用人工冬眠降温。如上述方法不能奏效,患者高热又达 40℃以上,可用人工冬眠方法降温,但此时应严密观察患者生命体征,保持血压稳定,冬眠药物给予剂量应在 1/3 或 1/2 量。注意翻身、叩背、按摩,防止发生褥疮,及时更换被汗渍、尿液浸湿的被褥等。

四、护理评估与体会

(一)护理评估

1. 家庭支持系统评估

大面积脑梗死因其病情严重,预后效果具有不确定性,因此应充分向家属交代病情可能的进展,评估家属接受程度、配合程度和心理预期;同时家属积极参与到患者的救治过程中,能为患者提供心理与情感支持,有利于建立患者信心和毅力。杜蕾等的研究表明良好的家庭支持有利于提供脑卒中患者后期的社会参与功能。

2. 疾病综合评估

大面积脑梗死患者多患有高血压、糖尿病、高血脂、房颤等病史。因此应充分了解患者疾病史,评估患者及家属对疾病相关知识的了解程度和平素服药依从性情况,做好根据评估结果进行饮食、用药的指导和护理,管控好血压血糖水平。

3. 语言、肢体功能评估

大面积脑梗死患者多出现语言和肢体功能的异常,本组 32 例患者中,仅有 1 例患者无肢体功能的改变但有语言功能障碍。通过对语言和肢体功能的评估,根据评估结果拟定合适护理方案,做到有的放矢,能提高护理的质量和效果,提高患者恢复程度。

4. 并发症危险因素评估

大面积脑梗死患者极易出现肺部感染、转化出血颅内高压、深静脉血栓等并发症。结合患者病情、身体状况、合作程度,做到预见性护理,早期干预和发现并发症,从而及时采取有效治疗。

(二)护理体会

1. 躯体活动障碍护理

(1)脑梗死患者不仅生理功能发生改变,而且会出现卒中后抑郁等多种情感障碍,严重者不能配合各种治疗,因此,首先应做好心理护理,告知患者活动的重要性,取得患者的配合,并鼓励患者利用健侧肢体抓握床栏挪动身体等进行主动锻炼。

(2)保持患侧肢体处于良肢位,每 2h 协助患者更换卧位 1 次,翻身或肢体功能锻炼时动作力度控制在适宜范围,防止关节脱位或变形。

(3)每日坚持由康复技师进行至少 1 次功能锻炼,教会患者和家属一些简单功能锻炼的方法,在医护技人员指导下自行主动活动锻炼。

(4)在病情稳定情况下,在家属陪伴下逐渐从床上活动增加至床旁、室内和室外活动,同时注意安全,防止跌倒等意外伤害事件。

(5)勿在患侧肢体进行输液等治疗,防止出现肩手综合征。

2. 自理能力缺陷护理。

(1)生活中有些误区认为生病了不能刷牙沐浴,因此应告知患者及家属保持清洁的重要性并取得理解认同,保持床单元和衣物的清洁干燥。

(2)做好患者的基础护理:面部、口腔、皮肤清洁,护理中操作应轻柔,保证舒适,同时应有爱伤观念,保护患者隐私。

(3)鼓励患者使用健侧肢体做一些力所能及的事项,比如刷牙、梳头、吃饭等简单活动。

3. 语言沟通障碍

(1)向患者解释说话不清楚的原因,缓解患者焦虑情绪,保护患者自尊心,不嘲笑患者。

(2)与患者沟通时要有耐心,态度要和蔼,预期应温柔,语速易缓慢,在患者着急表达不清时可用手抚触患者,缓解患者紧张急躁情况。

(3)采用多种方式进行沟通,可利用手势、卡片、纸笔书写、微笑、点头、摇头、眨眼等方法,满足不同情况下的沟通。

(4)鼓励家属多与患者进行交流,及时鼓励患者的细小进步,增强患者的信心。

4. 低效型呼吸形态护理

(1)保持呼吸道通畅,翻身或每班交接患者时进行叩背,利于咳嗽排痰。

(2)每天早上起床时和晚上睡觉前,进行叩背,指导患者咳嗽排痰,对咳嗽无力者,可适当予以吸痰。

(3)给予雾化吸入,遵医嘱使用祛痰药物,使用抗生素时应严格按时间,保证药物的血药浓度。

(4)多饮水,监测体温变化,异常情况及时汇报医生。

5. 营养失调护理

(1)进食前协助患者采取舒适体位,饭前保持愉悦心情。

(2)采用半流或软食,利于患者咀嚼吞咽,喂饭时速度宜慢,每次喂食量宜小,患者吞咽后再继续喂食。

(3)为防止患者发生呛咳误吸,饮水或流质时,可将患者头下埋,让下颌贴于颈脖处。

(4)进食时,保持环境安静,勿与患者交谈或分散其注意力。

(5)留置鼻饲管时,应做好鼻饲管护理。

6. 排便异常的护理

(1)制作防便秘措施单,贴于患者床头,提醒家属及护理人员按照措施表进行护理。

(2)增加患者蔬菜水果摄入量,多饮水。

(3)饮食中可增加麻油等油脂类食物,保持肠道润滑。

(4)早晚进行肚脐周顺时针反向按摩,30min/次左右,刺激肠道蠕动。

(5)必要时使用开塞露等药物帮助排便,也可使用肚脐贴敷中药制剂促肠蠕动。

(6)病情允许时,尽早下床活动,促进肠蠕动。

7. 预防感染护理措施

(1)做好呼吸道护理,防止吸入性或坠积性肺炎。

(2)留置尿管者做好尿管护理,尿道口常规进行清洁,必要时消毒。定期留取尿培养,根据结果选用抗生素。出现尿液浑浊或有沉淀物时,多饮水或适当行膀胱冲洗。

(3)尽早拔除各种管道,减少感染途径。

8. 预防压疮的护理

(1)保持床单位清洁干燥,及时更换汗湿被服。

(2)每2h翻身1次,翻身时动作轻柔,避免拖拉拽等动作,受压骨凸处予以软枕保护。必要时使用皮肤减压敷贴。

(3)合理饮食,加强营养,提高机体抵抗力。

(4)严格交接班,及时发现皮肤异常情况并进行处理。

9. 预防颅内高压和深静脉血栓并发症的护理

(1)严密观察患者意识瞳孔、生命体征变化,发现有剧烈头痛、呕吐、双侧瞳孔不等大等颅内压增高症状,应立即报告医生进行处理。

(2)适当抬高床头,减轻脑水肿。

(3)指导患者避免用力排便、用力呛咳、情绪激动等增高颅内压的因素。

(4)及时使用甘露醇等脱水剂,严格记录出入量,及时进行血检,注意有无肾功能受损和水电解质紊乱情况。

(5)在医生指导下按脑卒中二级预防措施用药。

(6)指导患者定时在床上行主动被动肢体活动,病情允许时,早期下床活动。

第二节　脑卒中危重症

一、呼吸道的管理

大脑是机体耗氧量最大的器官,占人体总耗氧量的1/4。大脑对缺氧的耐受能力极差,一旦二氧化碳蓄积,脑血管扩张,可使脑血容量剧增,而危重患者常伴有呼吸道不畅或肺部炎症,因缺氧而导致颅内压增高,加重病情。故此,在危重患者的急救和治疗过程中,保持呼吸道通畅,维持有效通气和充分的气体交换,是争取救治时间,保障心、脑、肾等重要脏器功能,确保各种治疗顺利实施的首要环节。

（一）无创通气

无创通气具有患者舒适、无痛苦、可保留语言、吞咽及咳嗽等功能,避免插管或切开气道所致的多种并发症。由于目前面罩质量的改善、漏气补偿技术的使用、通气模式改进、触发灵敏度提高等技术的完善,无创正压通气已得到普遍的使用。无创通气避免了与插管有关的损伤,保护了气道的防御功能,降低了肺部感染等并发症的发生率,降低病死率,同时也降低了医药费用,节省了医疗开支等。

1. 无创通气的适应证与禁忌证

（1）适应证：

1）慢性呼吸衰竭：慢性阻塞性肺疾病（COPD）引起者。

2）成人呼吸窘迫综合征（ARDS）早期。

3）传染性非典型肺炎（SARS）。

4）心源性肺水肿。

5）呼吸睡眠暂停。

6）肺间质纤维化。

（2）禁忌证：

1）心跳呼吸停止。

2）昏迷：但 $PaCO_2$ 升高引起的可试用。

3）自主呼吸微弱，随时有呼吸停止者。

4）误吸可能性高。

5）合并其他脏器功能衰竭。

6）面部创伤/术后/畸形：无法佩戴面罩。

2. 无创通气的连接

选择适合患者脸型和大小的口鼻面罩对减少漏气、保证患者应用时的舒适度和提高依从性具有重要意义。连接的紧密性和舒适性对疗效和患者耐受性有很大的影响，头带可起到固定面罩与患者头部的作用。

3. 参数的设置

根据疾病的不同和血气测定结果来选择无创通气 PSV 或 CPAP 治疗的参数，一般采用同步通气模式，维持 SaO_2 在 90％以上。当 SaO_2 低于 90％时，可通过增加通气压力、延长吸气时间、适当增加 CPAP 和增加供氧来解决。

4. 无创通气的护理要点

（1）及时清理口腔及呼吸道的分泌物、呕吐物、凝血块等，是预防肺炎及肺不张的重要措施。吸痰时动作轻柔，防止黏膜损伤。对有颅内压增高者，吸痰时更应注意勿使呛咳过剧而增加颅内压力。当患者仍有咳嗽反射时，也可适当予以刺激使之咳嗽，有利于排痰。适当加强气道湿化，注意水分的摄入。

（2）患者采取侧卧位或俯卧位，以利于呼吸道分泌物排出，防止呕吐物误吸而引起吸入性肺炎。加强人工辅助排痰，一般每 2 小时翻身 1 次，翻身时叩击背部使痰松动，有利于痰液排出。

（3）舌后坠影响呼吸者，可采取侧卧位并托起下颌，必要时放置口咽通气管以改善呼吸道的通气情况。

（4）观察面罩对患者是否适合，有无漏气、皮肤有无损伤等，注意头带固定面罩的松紧度，间歇松开面罩，必要时面部贴水胶体敷料，保护受压部位皮肤，防止皮肤损伤。

（5）预防胃胀气，通气压力不宜过高，一般不超过 $25cmH_2O$，必要时行胃肠减压。

（二）有创通气

人工气道是通过鼻腔、口腔或直接在上呼吸道置入导管而形成的呼吸通道，人工气道既是保证气道开放，防止气道不通畅或被阻塞的主要措施，也是连接患者和呼吸机的唯一途径。人工气道的目的在于纠正患者的缺氧状态及有效地清除气道内分泌物。人工气道的护理是呼吸机治疗中很重要的环节，人工气道的护理质量直接影响着机械通气的疗效。

1. 人工气道的分类

气管插管是将一导管经口或鼻插入气管内建立的气体通道，它是保证气道通畅而在生理气道与空气或其他气源之间建立的有效连接。气管切开是指切开颈段气管前壁，使患者可以经过新建立的通道进行呼吸的一种技术，是抢救危重患者的急救技术。根据病情的轻重缓急及治疗时间的长短，人工气道一般可选择气管插管及气管切开。气管插管按路径不同可分经口和经鼻气管插管两种（表4—1）。

表4—1　人工气道的比较

	经口气管插管	经鼻气管插管	气管切开
优点	1. 易于插入，适用于急救 2. 管腔大，便于吸痰，气道阻力小	1. 不通过咽后部三角区，不刺激吞咽反射，患者易于接受，可在清醒状态下进行 2. 留置时间较长，不易脱出，便于口腔护理	1. 明显减少无效腔，减少呼吸功能消耗，便于吸除分泌物，易耐受 2. 保持时间长，口腔护理方便
缺点	1. 容易移位、脱出 2. 不易耐受，不宜长时间使用，一般留置3～7天 3. 不便于口腔护理 4. 可引起牙龈和口腔出血	1. 管腔小，吸痰不方便 2. 不易迅速插入，不宜用于急救 3. 易发生鼻出血、鼻骨折 4. 可并发鼻窦炎、中耳炎等	1. 创伤较大，可能发生切口出血或感染 2. 操作复杂，不适用于紧急抢救 3. 对护理要求较高，且愈合后颈部留有瘢痕，可能造成气管狭窄
适应证	1. 需紧急建立人工气道行机械通气者 2. 严重低氧血症或高氧血症需机械通气者 3. 不能自行清除分泌物，有误吸危险者 4. 外科手术麻醉	1. 紧急抢救 2. 余同经口气管插管	1. 需长时间机械通气者 2. 下呼吸道分泌物阻塞不能自行咳出、喉阻塞等
禁忌证	1. 喉头急性炎症 2. 喉头严重水肿 3. 严重凝血功能障碍	1. 鼻息肉 2. 鼻咽部血管瘤	1. 严重出血性疾病 2. 下呼吸道占位而导致的呼吸道梗阻
插管深度	以患者门牙的刻度为标准	以患者鼻尖的刻度为标准	

2. 人工气道的护理

(1)人工气道的固定

1)气管插管要妥善固定,防止移位或滑出。对经口气管插管者,固定时要用牙垫,以防气管插管弯曲或患者咬扁插管。为防止因咳嗽时导管脱出,可用一根带子固定导管和牙垫后绕颈后于一侧面颊部打一死结;经鼻气管插管则剪一根长约10cm、宽约2.5cm的胶布,从一端中间剪开7cm(呈Y形),未剪开的一端胶布固定在鼻翼部,剪开的一端胶布分别环绕在气管插管的外露部位后,最后固定在鼻翼部。气管切开置管固定则准备两条带子,分别系于套管两侧,其中一根带子绕过颈后在一侧打一死结,固定带松紧适宜,以容纳一指为宜。每班要准确记录插管插入的深度。

2)气囊的充气与放气:气囊充气后可起到密闭固定的作用,保证潮气量的供给,预防口腔和胃内容物的误吸。如果气囊充气量过大,压迫气管壁过久,会造成气管黏膜水肿、糜烂、溃疡以致狭窄。为了减轻气囊对局部黏膜的压迫,可采用高容低压气囊,避免过度充气,用气囊测压器可准确测量气囊的压力。理想的气囊充气压力宜控制在25～30cmH$_2$O,既可有效封闭气道,又不高于气管黏膜毛细血管灌注压,可预防气道黏膜缺血性损伤、气管食管瘘及拔管后气管狭窄等并发症的发生。

3)气管切开应观察患者颈部伤口有无出血、皮下气肿等情况,保持套管周围敷料清洁、干燥,每班用乙醇棉球换药,予以"Y"形切口纱块覆盖,有污染、浸湿及时更换,经常擦拭套管外口分泌物,避免咳出的痰液再被吸入。

(2)人工气道的湿化:建立人工气道后由于正常通气途径改变,使呼吸道的水分蒸发较正常平静状态下明显增加,如同张口呼吸感到口干一样。呼吸道干燥,使纤毛的运动功能减退,排出呼吸道分泌物和异物的功能减弱。此外,呼吸道水分的丧失,还会使分泌物黏稠,不易咳出或吸出,严重时可能会引起痰栓或痰痂堵塞呼吸道。呼吸道引流不通畅,肺的防御能力降低,易引起下肺部感染或使感染难以控制。因此,气道湿化是人工气道护理的关键。

1)呼吸机配备的加温和湿化装置:注意湿化罐内只能加无菌蒸馏水,禁用生理盐水或加入药物,罐内水量要适当,送入气体温度控制在32～36℃。

2)雾化吸入:可用于稀释分泌物,刺激痰液咳出及治疗某些肺部疾病。

3)气道内持续泵入湿化液:以输液的方式将湿化液通过延长管缓慢滴入(泵入)气管内,滴速控制在2～6mL/小时。

4)人工鼻的使用:人工鼻又称温-湿交换过滤器(HME),有数层吸水材料及亲水化合物制成的细孔网纱结构的过滤器。它能模拟鼻的功能,将呼出气体中的余热和水汽收集并保留下来,吸气时气体经过人工鼻,以湿热温化的状态带入气道内,保证气道获得有效适当的湿化。同时,它对细菌有一定的过滤作用,能降低管路被细菌污染的危险性。人工鼻每天更换一次,如有痰液堵塞及时更换。

5)痰液黏稠度分为三度

Ⅰ度(稀痰):如米汤或泡沫样,吸痰后负压吸引接头内壁无痰液滞留。

Ⅱ度(中度黏痰):痰的外观较Ⅰ度黏稠,吸痰后有少量痰液在负压吸引接头内壁,易被水冲洗干净,提示可能存在气道湿化不足,需注意加强雾化或气道内滴药。

Ⅲ度(重度黏稠):痰液外观明显黏稠,常呈黄色,吸引时吸痰管常因吸不出痰液而塌陷,吸痰管内壁上滞留大量痰液,且不易被水冲净,提示气道湿化严重不足,或有严重感染,需加大气道内滴药量,选用敏感抗生素治疗。

6)人工气道湿化的标准

湿化满意:分泌物稀薄,能顺利通过吸痰管,吸痰管内没有结痂,患者安静,呼吸道通畅。

湿化不足:分泌物黏稠(有结痂或黏液块咳出),吸引困难,可有突然的呼吸困难,发绀加重。此时应加强湿化,加快湿化液滴入速度。

湿化过度:分泌物过分稀薄,咳嗽频繁,需不断吸引,听诊肺部和气管内痰鸣音多,患者烦躁不安,发绀加重。此时湿化液滴入速度应减慢,以免因呼吸道水分过多而影响患者的呼吸功能。

(3)人工气道分泌物的吸引:呼吸道分泌物淤积、气道阻力增高、通气不足等,可导致呼吸功能障碍,加重缺氧和二氧化碳潴留,所以必须积极清除呼吸道内分泌物。

1)吸引频率应根据分泌物量而决定,吸痰动作应轻、稳、准、快,每次吸痰时间不宜超过15秒钟。

2)为防止吸痰时造成低氧血症,在吸痰前、后给予高流量吸氧2分钟。

3)吸痰时注意无菌操作,先吸气管插管或气管套管,再吸口腔,最后吸鼻腔,手法正确,以防产生肺部感染或支气管痉挛等不良后果。

4)危重和分泌物较多患者吸痰前加强叩背,以利于分泌物咳出。吸痰时要注意观察患者生命体征的变化及分泌物的性质、颜色和量。

(4)加强口腔护理:重症患者由于长期卧床,痰液无法自行咳出,痰液留在口腔及牙缝内,容易滋生细菌,产生异味甚至糜烂,因此重症患者的口腔护理就显得十分重要。

(三)机械通气的管理

机械通气是指用呼吸机完全或部分替代患者呼吸,以满足机体对氧气基本需求的一种通气方式,主要的目的是提供和改善机体所需的肺泡通气,纠正低氧血症和高碳酸血症,改善氧运输,减少呼吸肌做功,预防和治疗患者呼吸肌疲劳及呼吸肌衰竭。

1. 适应证

(1)各种原因引起的呼吸衰竭。

(2)意识障碍引起的呼吸道并发症。

(3)缺氧所致的血压波动。

(4)脑缺氧、脑水肿、颅内压增高。

(5)重症颅脑损伤亚低温治疗时的呼吸支持。

2. 相对禁忌证

(1)大咯血或者严重误吸引起的窒息性呼吸困难。

(2)有肺大疱的呼吸衰竭。

(3)张力性气胸患者。

(4)心肌梗死继发的呼吸困难等。

3. 常用机械通气模式

(1)间歇正压通气(IPPV)和同步间歇正压通气(SIPPV)

1)间歇正压通气(IPPV),也叫控制机械通气(CMV):适用于无自主呼吸或自主呼吸很微弱的患者。定容设置潮气量、频率、吸气时间和吸气平台时间,定压预设气道压力、频率、吸呼比等。

2)同步间歇正压通气(SIPPV),或称辅助控制通气(AC):适用于存在自发呼吸,但通气功能不足的患者,利用自发呼吸触发呼吸机供给间歇正压呼吸。预设触发灵敏度、呼吸频率、吸呼比、潮气量。

(2)同步间歇指令通气(SIMV):自发呼吸的频率(f)和潮气量(TV)由患者控制,间隔一定时间行同步控制呼吸。间歇控制通气之外的时间允许自主呼吸存在,可保证患者有效通气,有利于锻炼呼吸肌,常作为撤离呼吸机前的必要手段。预设触发灵敏度、频率、吸呼比、潮气量。

(3)持续正压通气(CPAP):在患者自主呼吸的基础上,呼吸机在吸气和呼气全过程中均向气道输入恒定的正压气流而造成。呼吸机内装有灵敏的气道压测量和调节系统,随时调节正气压流的流速,维持气道压基本恒定在预调的 CPAP 水平,波动较小,吸气省力,自觉舒服,呼气期起到呼气末正压(PEEP)的作用。只能用于呼吸中枢功能正常、有自主呼吸者。作为辅助呼吸,可锻炼呼吸肌的功能。插管者可从 $2\sim 5cmH_2O$ 开始逐渐增加到 $10\sim 15cmH_2O$。未插管的患者可用面罩或者鼻塞间断使用 CPAP,一般用 $2\sim 10cmH_2O$,最高不超过 $15cmH_2O$。

(4)压力支持通气(PSV):吸气阻力达到触发标准后呼吸机提供一高速气流,使气道压很快达到预置的辅助压力水平以克服吸气阻力和扩张肺,并维持此压力到吸气流速降低至吸气峰流速的一定百分比时,吸气转为呼气。需预设触发灵敏度及压力支持水平。适用于有一定自主呼吸能力、呼吸中枢驱动稳定者。有较好的人机协调性,感觉舒服,有利于呼吸肌的休息和锻炼。实际运用时需对呼吸频率和潮气量进行监测,并据此调节压力水平(表 4-2)。

表 4-2　常用机械通气模式

通气模式	呼吸控制	预设参数
控制性机械通气(CMV)	机械控制	定容:预设潮气量、频率、吸气时间 定压:预设气道压力、频率、吸呼比
辅助控制通气(AC)	患者控制,机械支持	预设潮气量
同步间歇指令通气(SIMV)	患者控制	预设潮气量和呼吸频率
压力支持通气(PSV)	患者控制	预设压力水平和触发灵敏度

4. 通气参数的调节

(1)潮气量(TV):按 $5\sim 15mL/kg$ 调节,应避免气道压过高,使平台压不超过 30

$\sim 35 cmH_2O$,并与呼吸频率相匹配以保证一定的每分通气量。

(2)吸气峰流速:理想的吸气峰流速应与自主呼吸相匹配,通常为 $40 \sim 80L/$分钟。

(3)呼吸频率:应与潮气量相匹配,以保证一定的每分通气量,一般成年人为 $12 \sim 20$ 次/分钟。

(4)呼吸比(I/E):呼吸功能正常为 1:(1.5~2)。正常的吸气时间为 1~1.5 秒钟,吸气时间过长至气道内压增高则减少静脉回流,适当延长有利于气体在肺内的分布。呼气延长有利于 CO_2 的排出。

(5)吸入氧分数(FiO_2):长期使用呼吸机一般控制在 50% 以下,对超过 50% 仍不能控制的低氧血症宜加用 PEEP。大于 50% 应警惕氧中毒。

(6)触发灵敏度:呼吸机触发装置有压力触发和流量触发两种,在避免假触发的情况下尽可能小。压力触发为 - 0.5~ - $2cmH_2O$,流量触发为 1~3L/分钟。

(7)压力支持通气(PSV):一般 5~$15cmH_2O$。

(8)呼气末正压(PEEP):一般 8~$15cmH_2O$。

(9)PEEP 是在控制呼吸时的呼气末正压,使气道压力高于大气压,有利于呼气末小气道开放,二氧化碳排出;呼气末肺泡膨胀使功能残气量增加,有利于氧合。主要用于低氧血症、肺炎、肺水肿、手术后的预防、治疗肺不张、COPD 患者等。但应用 PEEP 使胸腔内压增高可加重 ICP 的增高,故神经重症室颅内压增高患者,通常使用的 PEEP 以 3~$5cmH_2O$ 为宜。最佳 PEEP 指保证血气正常而对心排血量影响最小时的 PEEP 水平,严重循环功能衰竭、低血容量、肺气肿、气胸、支气管胸膜瘘等不适宜用 PEEP。

5. 机械通气患者的观察和护理

对机械通气患者,护理水准的高低决定着机械通气治疗的成败。为确保机械通气治疗的效果,护理中应注意以下几个方面。

(1)维持连续性及密闭性监测,确保通气的效果:机械通气对机体的影响既有好的一面,也有不好的一面,因此应做好各种监测避免负面影响。一般情况的床边监测包括意识状态、皮肤黏膜色泽、呼吸运动和呼吸音、心律和心率、血压、尿量、胸部体征、体温、痰、血气变化等。呼吸机使用得当,患者一般情况迅速好转,烦躁者变为安静,发绀消失,呼吸循环趋于稳定,胸廓随呼吸机的节律性通气而起伏,双侧呼吸音清晰、对称(表 4-3)。

表 4-3 机械通气效果观察

观察内容	通气好转	通气不足
神志	稳定且逐渐好转	烦躁或意识加深
末梢循环	甲床红润,循环良好	有发绀现象,或面部过度潮红
血压、脉搏	稳定或逐渐稳定	波动明显
胸廓起伏	平稳起伏	不明显或呼吸困难

续表

观察内容	通气好转	通气不足
血气分析	正常	$PaCO_2$ 升高,PaO_2 降低,pH 降低
潮气量或分钟通气量	正常	降低
人机协调	协调	不协调或出现对抗

(2)监测并预防可能出现的并发症

1)人机对抗:机械通气与自主呼吸不协调而发生对抗。主要表现为呼吸机出现报警;患者躁动,呼吸频率增加,通气量却减少,呼吸循环负担加重,严重时可导致窒息或休克。一旦发生应立即寻找原因,针对不同的原因进行处理。如原因一时不清可暂停呼吸机改用简易呼吸器,待明确原因后再进一步对因处理。因神志清楚不适应者应做好解释工作,以求取得配合;也可以先用简易呼吸器过度,使患者慢慢适应,逐渐摸索出适当的频率及潮气量。行控制通气方式时,在排除患者以外的原因后可应用镇静药、肌松药等,以阻断患者的自主呼吸。在机械通气治疗过程中,如因氧耗量增加或二氧化碳产量增加引起者,可适当增加通气量或吸氧浓度,仔细调节潮气量、吸气流速和呼吸时间比等参数。对烦躁、疼痛、精神紧张引起者,应进行充分镇静和镇痛。如因发生气胸、肺不张等并发症而引起对抗者,应及时处理。行辅助通气方式时,如经适当处理不能奏效,患者自主呼吸频率快、幅度大,可使用药物抑制自主呼吸,转换成控制通气或辅助/控制通气。

2)心排血量减少及低血压:正压通气对心脏及大血管的挤压作用使回心血量减少,心排血量下降,使肺血管受压,肺循环阻力增加,右心负荷加重,回心血量减少,血压下降。此时,应重新调节通气参数,使平均气道压降低。

3)气压损伤:造成气压损伤的直接原因是吸气压力峰值的增高,表现为气胸、纵隔气肿、肺间质积气、皮下气肿、心包周围积气及气腹等。应适当调节潮气量、吸气压力及 PEEP,注意在吸痰、咳嗽时避免气道内压的突然升高。若发生气胸应及时、果断地进行抽气或闭式胸腔引流,吸入纯氧,必要时撤离呼吸机。

4)呼吸道梗阻:机械通气时,呼吸道可因痰栓、血栓或其他异物造成梗阻。表现为吸气压力上升,通气量下降,应及时检查气管插管或气管切开套囊,套囊和插管异位时随时纠正。定期吸痰和胸部体疗,每隔 1～2 小时气管内滴注 2～10mL 生理盐水。支气管痉挛者可给予镇静药、支气管扩张药,必要时行纤维支气管镜检查,明确梗阻原因,吸出痰栓、血栓或其他异物。

5)肺不张:最常见由痰栓阻塞引起。应定期吸痰,加强翻身、叩背等胸部体疗措施,应用支气管扩张药及雾化治疗,使用简易呼吸器膨肺,必要时用纤维支气管镜吸痰以解除小气道梗阻。

6)呼吸机相关性肺炎(VAP):肺部感染是神经危重症患者最常见的院内感染形式,大约50%的院内肺部感染的发生与机械通气有关。气管插管时患者肺部感染的发生率增加了 5～20 倍,随机械通气时间的延长而增加。气管插管中,每天有 1%～3% 的患者可能发生 VAP。在早期院内肺部感染中,23% 为嗜血杆菌感染,19% 为革兰阴性细菌感染。而进入重症病房 3 天后发生的肺部感染,50% 以上是革兰阴性细菌引起的。护士应做好如下预防及护理。

直立位、经常吸痰和胸部物理治疗有助于减少上呼吸道分泌物的产生及流入下呼吸道的可能。

在对患者进行呼吸方面的护理及操作前要先洗手,呼吸道局部操作时应特别注意避免污染,要按照标准操作规程更换和清洗气管导管和雾化器,此项措施可降低带入更多微生物的危险。

仔细选择气管导管穿过上呼吸道的方式和位置,可预防医院内肺部感染。

与经鼻气管插管不同,经口气管插管可减少微生物经鼻咽部进入下呼吸道的机会,同时降低鼻窦炎的危险。

预防性地使用抗生素并不能预防肺部感染的发生,反而可能使未来出现具有更强抗药性的细菌感染。

持续抽吸气管插管部位以上蓄积在声门下的分泌物,可以降低发生院内 VAP 的危险,故可选择专门的可持续吸痰的气管插管的医疗器材。

气管插管:经口插管留置时间一般不超过 72 小时,经鼻插管不超过 1 周。检查鼻腔是否中隔歪曲异常等,选择通气良好侧鼻孔。如遇颈短、喉结过高、体胖而难以暴露声门者,要协助按压喉结、肩垫高以便清楚暴露声门,方便医生操作。

行口鼻腔护理,一日 4 次,同时清洁气管插管。每次清洁口腔,若发现舌面不平,可用压舌板纠正,更换牙垫放置的位置,避免同侧舌面长期受压,并给予舌面涂抹甘油或液状石蜡,防止干裂。若发生溃疡面可给予治疗口腔溃疡的外用药。

吸痰要严格无菌操作,不主张常规放气囊,因为气囊的作用是密闭气道,防止气囊上滞留物进入肺部。如果放气囊则要做好气囊上滞留物的清除。国外研究表明,放气囊与不放气囊对气管的损伤和由此引起的并发症并无多少差别,若气囊滞留物清除不彻底易引起 VAP。

7)通气不足或通气过度:通气不足主要表现为 $PaCO_2$ 升高,应增加呼吸机的潮气量及呼吸频率,保持气道通畅。通气过度表现为通气性碱中毒,可导致心排血量下降,诱发心律失常,加重组织器官缺氧,引发癫痫等。治疗上可降低潮气量和呼吸频率,采用 SIMV 通气,呼吸频率过快者可用镇静药或麻醉药抑制自主呼吸。

8)喉头水肿:气管插管过长或不规范的治疗操作可导致喉头水肿。治疗上可采用激素雾化吸入,并尽可能拔除气管插管,严重者可考虑气管切开。

(3)呼吸机报警监测及处理:如有报警应迅速查明原因,及时给予排除,否则会危及患者的生命。如报警原因无法确定,首先要断开呼吸机,使用简易呼吸器,维持通气,保证患者的安全,再寻求其他方法解除报警(表 4-4)。

表4-4 各种呼吸机报警常见原因及处理

报警类型	原 因	处 理
气道高压报警	管道扭曲、受压或管道中积水	立即整理管道,恢复通畅
	1. 气道阻塞,气道内分泌物过多未及时清除,影响通气功能 2. 气道湿化不足导致气管黏膜干燥或分泌物黏稠不易吸出或吸痰不充分 3. 气管、支气管痉挛 4. 人机对抗:各种原因引起人机呼吸不同步 5. 气道高压报警上限设定太低	1. 积极配合医生抗感染治疗,加强翻身扣背,加强吸痰,保持气道通畅,严格无菌操作 2. 加强气道湿化,呼吸机上安装气道湿化装置 3. 解痉,应用支气管扩张药物,针对病因,及时处理 4. 减少不良因素的刺激,遵医嘱给予镇静治疗 5. 合理设置报警上限
气道低压报警	1. 呼吸机连接管道脱落 2. 呼吸回路漏气 3. 气囊导管套囊充气不足或套囊破裂、漏气 4. 低压报警设置太高 5. 压力传感器损坏	1. 检查呼吸机管道,重新连接 2. 检查呼吸回路,对因处理 3. 检查导管气囊 4. 重新设置低压报警值 5. 重新更换
窒息报警	见呼吸节律不整齐、自主呼吸差的患者,在辅助机械通气时易于见到	遵医嘱积极治疗原发病,并行控制性机械通气
压力不足报警	空气压力不足、氧源不足,氧压力达不到驱动压	检查空气-氧源器和气源情况,及时调整压力或更换气源

6. 呼吸机的撤离

呼吸机应用的时间随患者病情而异,少则数小时,多则数个月。机械通气治疗后,一旦患者病情改善,呼吸功能恢复,就需要考虑停用呼吸机,不应一味延长应用时间。因为人工气道建立时间过长,不仅增加痛苦,还会影响肺功能的恢复,日后可能因此而产生对呼吸机的依赖,给日后脱机带来困难。另外,人工气道的持续建立和开放,还会妨碍主动排痰能力,增加肺部感染的机会和途经。

(1)撤离呼吸机的指征

1)患者经过机械通气治疗后病情改善,呼吸功能逐渐恢复,能自主摄入一定的热量,营养状况和肌力良好。

2)呼吸功能明显改善,呼吸平稳,自主呼吸强。

3)循环功能稳定,末梢红润,患者安静。

(2)撤离呼吸机的方法:撤离呼吸机的难易程度主要取决于患者原发病对肺功能损害的程度及原有肺功能不全患者对呼吸机产生的依赖,撤离呼吸机一般在白天进行,晚上让患者休息。

1)直接撤离法:适用于短期机械通气的患者。患者原肺功能状况良好,因突发因素或某种疾病造成呼吸衰竭,需要应用机械通气的患者。先降低呼吸机辅助条件,再撤离呼吸机。

2)分次或间断撤离法:主要是针对原有肺功能不全、因某种原发病对肺功能损害严重或者是并发肺部感染的患者,撤离呼吸机的标准基本达到,但是很勉强时,可以采用分次或间断撤离呼吸机的办法。

3)间断脱机法:指将脱机的时间分开,先是每日脱机几小时,以后视情况逐渐增加脱机的次数或延长每次脱机的时间,最后还可以改成逐日或白天脱机、晚上上机等,直至完全停用。

(3)拔除气管插管

1)拔管前做好解释工作,以取得配合。

2)拔管前 30 分钟遵医嘱给予地塞米松针 5~10mg 静脉注射及雾化吸入,预防气道痉挛及喉头水肿。

3)做好用物准备,备好吸氧装置、简易呼吸器等。

4)拔管前把患者床头摇高 30°～45°,充分吸引气道、口腔内的分泌物,尤其要吸引导管外的气囊周围的分泌物,再抽尽气囊内的气体后两人配合缓慢拔出导管。拔管时吸痰管停留于气管插管内,拔出气管插管时,吸痰管仍可彻底吸引气道分泌物。拔管后鼓励患者咳嗽,咳出气道内分泌物以确保呼吸道通畅,并予口腔护理,再次清除气道内分泌物,随即给予高流量吸氧。

5)拔管后患者可能出现喉头水肿,可预防性给予生理盐水 10mL 加地塞米松 5mg 雾化吸入。

二、营养的管理

神经重症患者常常伴有吞咽困难、意识障碍、精神障碍、延髓麻痹、神经源性呕吐等严重并发症而影响患者的进食,同时在严重应激因素的作用下,机体处于高分解、高代谢状态,可迅速出现低蛋白血症、免疫力下降甚至多脏器功能障碍。及时、合理、充分的营养支持可以改善患者的全身情况,降低危重症患者并发症的发生率和病死率,是综合治疗的重要组成部分,是危重患者抢救治疗的重要环节,是一切治疗的保障。早期营养支持并给予监测是保证患者营养的重要手段。随着基础理论和应用研究的日趋深入,营养支持已经成为一门综合治疗技术,尤其对于危重症患者来说,更是阻止疾病发展、促进患者恢复的重要措施。

(一)营养评估

营养评估是通过人体组成测定、人体测量、生化检查、临床检查以及多项综合营养评定方法等手段,判定人体营养状况,确定营养不良的类型和程度,评估营养不良所致的严重后果,并监测营养支持的疗效。营养评价的指标主要包括以下几点。

1. 体重

体重是营养评定中最简单、直接而又可靠的指标,是沿用已久而且目前仍是最主要的营养评定指标。理想体重百分率=实测体重/理想体重×100%。理想体重的计算方法:IBW 男=48.2+[1.06×(H-154)],IBW 女=5.4+[0.90×(H-154)](单位:IBW:kg,H:cm)。

2. 皮褶厚度

皮下脂肪含量约占全身脂肪总量的 50%,通过皮下脂肪含量的测定可推算体脂总量,并间接反映热能的变化。

3. 上臂围(AC)

被测者上臂自然下垂,取上臂中点,用软尺测量,软尺误差不得大于 0.1cm。

4. 上臂肌围(AMC)

上臂肌围可间接反映体内蛋白质储存水平,它与人血白蛋白水平相关。

5. 血浆蛋白水平

可反映机体蛋白质营养状况,最常用的指标包括人血白蛋白、转铁蛋白、甲状腺结合前白蛋白和维生素结合蛋白。

6. 氮平衡与净氨利用率氮平衡(NB)

是评价机体蛋白质营养状况的最可靠和最常用指标。

7. 肌酐/身高指数(CHI)

肌酐系肌肉中的磷酸肌酸经不可逆的非酶促反应,脱去磷酸转变而来。肌酐身高指数是衡量机体蛋白质水平的灵敏指标。

8. 免疫功能评定

细胞免疫功能在人体抗感染中起重要作用。蛋白质热量营养不良常伴有细胞免疫功能损害,将增加患者感染率和病死率。通常采用总淋巴细胞计数和皮肤迟发性超敏反应来评定细胞免疫功能。

(二)营养支持的定义

临床营养支持是通过消化道以内或以外的各种途径及方式为患者提供全面、充足的机体所需的各种营养物质,达到预防或纠正热量-蛋白质缺乏所致的营养不良的目的,同时起到增强患者对严重创伤的耐受力,促进患者康复的作用。

(三)营养支持途径的选择

营养不良严重削弱了机体重要器官的功能,延迟损伤组织的修复,并降低机体免疫力,易导致感染等不良后果的发生。临床上及时发现并预防营养不良的存在,予以正确诊断,通过恰当途径,提供给危重患者有效的营养支持治疗,对帮助其度过危重期具有重要意义。营养途径的选择取决于营养不良及高代谢的程度,当前营养支持有肠内营养和肠外营养两大类方法,其目的是纠正已经存在的营养不良,以改善危重患者的代谢状态,减少并发症的发生,促进病情好转。

1. 肠内营养肠内营养(EN)

是经胃肠道提供代谢需要的营养物质及其他各种营养素的营养支持方式,是一种简便、安全、有效的营养治疗方法,其决定于时间长短、精神状态与胃肠道功能。与肠外营养相比,肠内营养更加符合生理状态,能维持肠道结构和功能的完整,且费用低,使用和监护简便,可避免与静脉导管相关的并发症,在临床营养治疗中占有重要的地位。肠内营养的途径有口服和经导管输入两种,其中经导管输入包括鼻胃管、鼻十二指肠管、鼻腔肠管和胃空肠造瘘管。

（1）肠内营养支持的输注途径

1）经鼻胃管途径：适用于短期肠内营养支持（<4周）且无误吸危险的患者。

2）经鼻空肠置管喂养：适用于短期肠内营养支持（<4周）且有误吸危险的患者。

3）经皮内镜下胃造口：适用于长期肠内营养支持（>4周）且无误吸危险的患者。

4）经皮内镜下空肠造口：适用于长期肠内营养支持（>4周）且有误吸危险或有食管、胃疾病或者腹部创伤、疾病的患者。

（2）肠内营养的输注方式：肠内营养的输注方式有一次性给予、间歇重力滴注和持续性经泵输注3种方式。对于危重患者，由于存在一定的肠内功能障碍，多难耐于一次性给予和间歇重力滴注，最好选用持续输注（表4-5）。

1）一次性推注是指每日数次，每次定时用注射器推注200~250mL肠内营养液进行喂养的方法，每次推注时间约5~10分钟。该方式仅适用于经鼻胃置管或胃造口的患者，空肠置管或肠造口患者不宜使用，可导致肠管扩张而产生明显不适的症状。实施时从100mL/次起，时间间隔约2小时，逐渐增加至最大量250mL/次，每日4~6次。该推注方式的主要缺点有：部分患者初期不耐受，可出现恶心、呕吐、腹胀等症状；增加护士的工作量；需要较粗管径的喂养管，会使患者产生不适感；很难给予大量营养液；不能用于小肠喂养等。

2）间歇重力滴注是指在1小时左右的时间内，将配制好的营养液置入输液容器中，输液管与胃管相连，借重力作用缓慢滴入胃肠内的方法。一般4~6次/天，每次250~500mL，速度为20~30mL/分钟，此方法的主要缺点是可能会发生腹胀、恶心、胃肠排空延缓等症状。

3）连续性经泵输注是指营养液在营养泵的控制下连续输注1~24小时的喂养方式。实施时开始速度较慢，首日肠内营养输注40~60mL/小时，检查患者耐受性，如无不适，次日可80~100mL/小时，12~24小时输注完毕。每小时可用20~30mL温水冲洗管道1次，每次给药前后用20~30mL温水冲洗管道，冲洗的方法宜使用脉冲式。

上述任何一种输注方式在患者刚开始管饲或禁食一段时间再开始管饲时，均应由少量喂饲开始，然后再根据个人情况逐步调整至患者所需的营养量，不足部分可由静脉补充。

表4-5　肠内营养输注方式比较

方法	优点	缺点	适应证
一次性推注	1. 操作简单	1. 胃肠道并发症多	1. 经鼻胃置管患者
	2. 喂饲时间短，便于患者活动	2. 胃肠不耐受，达不到目标喂养量	2. 胃造口患者
	3. 费用低		
间歇重力滴注	1. 操作简单	1. 胃肠道并发症仍较多	1. 非危重症患者

续表

方法	优点	缺点	适应证
	2. 喂饲时间短,患者有较多的活动时间	2. 活动时间少	2. 康复期患者
	3. 费用低	3. 胃肠不耐受,达不到目标喂养量	
持续经泵输注	1. 可准确控制营养液的输注量和速度	1. 持续输入时间长,患者活动受限	1. 危重患者
	2. 胃肠道并发症最少,营养吸收最好	2. 需用营养泵,费用高	2. 空肠造口患者
	3. 胃残留和误吸的风险低		

（3）肠内营养并发症的监护与防治措施：肠内营养的并发症主要有胃肠道并发症、代谢性并发症、机械性并发症和感染性并发症 4 大类。临床上发生率最高的是胃肠道的并发症,其次是代谢方面的并发症,感染并发症中误吸导致的吸入性肺炎是最严重的并发症。

1）胃肠道并发症：主要有恶心、呕吐、腹泻、便秘等,主要由于饮食气味不佳、输注速度过快、乳糖不耐受、营养液浓度过高等原因所致,处理时应针对不同病因采取相应措施（表 4－6）。

表 4－6　胃肠道并发症及防治措施

并发症	防治措施
恶心、呕吐和腹泻	1. 调整营养液配方,减慢输入速度或减少输注总量,同时寻找原因并对症处理
	2. 注意营养液加热,注意清洁卫生和营养液无菌配制
	3. 患者每天解稀便大于 3 次或大于 200g/天可视为腹泻,此时应减慢输注速度或减少输入总量
	4. 严格无菌操作,注意抗生素相关性腹泻的诊断、鉴别和治疗
	5. 使用止泻药,改善菌群失调
便秘	1. 及时补充水分
	2. 定期给予按摩腹部
胃动力不全	1. 增加膳食纤维配方
	2. 胃残留液大于 100mL 可加用调节胃动力药物,或暂停喂养
上消化道出血	1. 当血性胃内容物小于 100mL 时,可继续全量、全速或全量减速（20～50mL/小时）喂养

续表

并发症	防治措施
	2. 当血性胃内容物大于 100mL 时,应暂禁食,必要时改为肠外营养
	3. 每日监测胃液隐血试验,2 次正常后可恢复正常喂养

监护要点:妥善固定喂养管,定时冲管,保持通畅,每次输注或喂药后以 20 喂养 30mL 的温开水冲管,定时换管,输注导管应每日更换。行喂养前应检查胃内残留物的量,大于 100mL 应暂停输注数小时或减慢输入速度,注意营养液的温度及输注速度。

2)代谢性并发症:主要有水、电解质与酸碱失衡、血糖紊乱及微量元素缺乏等,预防的关键是每天监测出入量、血生化变化,监测电解质,注意补充水量及其他的异常丢失(表 4—7)。

表 4—7 代谢性并发症及防治措施

并发症	防治措施
血糖过高	监测血糖,减慢营养液输注速度,静脉泵入胰岛素,急性期血糖目标为 5.6～11.1mmol/L,病情平稳后控制在 5.6～8.3mmol/L
血糖过低	监测血糖,调整降糖药物
电解质紊乱	准确记录每日出入量,定期检查电解质,及时补充或控制
水分过多	监测液体出入量,避免快速进入过多液体(包括静脉和管饲),使用浓度热量较高的配方
脱水	补充足够水分,监测出入量是否平衡

监护要点:准确记录出入量及监测血常规、肝功能、血生化、尿糖、血糖等变化,定期进行营养评估。

3)机械性并发症:与喂养管的质地、粗细和留置时间有关,主要有鼻咽部、食管、胃黏膜的糜烂、溃疡,应采用优质喂养管,定期做好鼻腔和口腔护理。喂食时将床头抬高 30% 预防并及时处理胃潴留致胃食管反流造成吸入性肺炎(表 4—8)。

表 4—8 机械性并发症及防治措施

并发症	防治措施
导管滑脱、堵塞鼻咽、食管、胃黏膜损伤	定时给予温开水冲洗,调整营养液黏度,药物研碎注入,注入前后均用 30mL 水冲洗,药物不能加入营养液用质地软、口径细的导管,若长期管饲,可改用胃造口

4)感染并发症:误吸最容易发生在胃内喂养者,是一种严重的并发症,应特别注意预防。一旦发生误吸,对支气管黏膜和肺组织将产生严重损害,轻者可致肺炎,严

重的可引起窒息。临床表现为呼吸急促,心率加快,X线表现肺有浸润影。治疗原则:一旦发生误吸,立即停用肠内营养,并将胃内容物吸净,必要时行纤维支气管镜冲洗治疗(表4-9)。

表4-9 感染并发症及防治措施

并发症	防治措施
误吸致吸入性肺炎	1. 喂养前注意喂养管道位置是否正确 2. 输注时床头抬高30°~45％输注后保持30~60分钟,防止食物反流 3. 监测胃潴留情况,胃残留液大于100mL时停止输注2~4小时或减慢输注速度 4. 稀释营养液 5. 必要时改用胃、十二指肠置管或空肠造口置管

(4)肠内营养支持的监控内容

1)喂养管的位置监控:位置改变或脱出应重新调整位置,然后再行肠内营养治疗。

2)胃肠耐受性监控:注意营养液配方、浓度、速度、温度,观察患者有无腹胀、腹痛、腹泻、恶心、呕吐等症状。

3)代谢监控,准确记录出入量、查尿糖和酮体、血生化、电解质等检查。

4)营养监控:通过营养评估,定期体检,测蛋白及氮平衡以确定肠内营养治疗效果,及时调整营养素补充量。

(5)肠内营养泵的使用:肠内营养泵是一种运用微电脑控制系统,调节和控制肠内营养液喂饲流量和速度的电子机械装置。肠内营养泵能精确地控制营养液的输注量和速度,避免营养液进入胃肠道的速度过快或过慢,提高患者对肠内营养的耐受性,减少呕吐、误吸、腹胀等不良反应,避免血糖水平的明显波动,有利于营养物质的吸收和利用。肠内营养泵使用注意事项如下。

1)注意把握好"三度",即营养液配方的浓度,营养液输注的速度和营养液的温度。

2)管饲前需确定导管位置是否正确,固定良好,管饲时抬高患者床头30°~45°。

3)每次间歇输注后、经喂养管给予其他药物后、各种原因停输后,均须用25~30mL温开水冲洗导管,连续输注时每4~6小时冲洗喂养管一次。

4)营养液输注时间不超过8小时,每天需更换输注管。

5)经喂养管给药时需要注意酸性药品不应与肠内营养液同时输注,固体药物应充分溶解后再经导管给予,药物给予前后均应用30mL温开水冲洗导管。

6)观察输注过程中患者的反应,早期发现,早期处理。

7)记录每日出入量,输入营养液的总量、浓度、输注方式及输注速度。

8)定期评估患者营养状况。

9)肠内营养泵的故障排除:每一种营养泵都有报警装置,当出现故障时,泵会发出报警声音,同时屏幕会有符号或文字提示。大多数故障,只要遵循仪器使用说明书的指引一般都可以自行排除(表4—10)。

表4—10　常见的故障及处理方法

报警故障	处理方法
泵管未安装好警告	检查或重新安装泵管
泵管或胃管堵塞警告	检查泵管及胃管,予以温开水冲洗胃管
电量低警告	检查连接电源
系统或机械故障	联系专业人员维修

2. 肠外营养肠外营养(TPN)

是指营养物质通过静脉途径投给完全和充足的营养素,以维持机体正氮平衡,预防和纠正机体热量及蛋白质缺乏所致的营养不良,增强患者对严重创伤的耐受性,加速伤口愈合,促进疾病康复。凡是引起机体营养代谢障碍,而又不能或不宜接受肠内营养的患者可实行肠外营养。TPN治疗目前已成为临床危重症和严重营养不良患者支持治疗的重要措施。

(1)肠外营养的适应证

1)胃肠道功能障碍:如胃肠道梗阻、胃肠内瘘、肠道炎性疾病急性期发作或术前准备时。

2)严重腹腔内感染或腹膜后感染者。

3)高代谢状态:如严重外伤、烧伤等。

4)严重营养不良患者等。

(2)营养液的配制:将脂肪乳剂、氨基酸、糖类、电解质、微量元素及维生素等各种营养液混合于密封的3L输液袋中,称为全营养混合液,配制的注意事项如下。

1)配制营养液所有操作要严格执行无菌操作规程。有条件的医院,应由药房或制剂室完成或在病房内设有专门的配制室,配备专职药师或护士。每次配制前和配制后均应按规定对配制室进行清洁消毒,定时对配制室内进行无菌监测,确保无菌程度的可靠性。

2)配制营养液期间应减少人员出入。

3)按照正确的配液顺序配制液体。

4)对易发生配伍反应的药物不能用同一注射器抽吸,防止发生配伍反应。

5)混合的顺序:水溶性维生素、微量元素和电解质加入氨基酸溶液或葡萄糖液中,将磷酸盐、胰岛素加入另外的葡萄糖液或氨基酸溶液中,将脂溶性维生素加入脂肪乳剂,用3L袋把上述含有各种添加物的液体,按葡萄糖、氨基酸、脂肪乳剂的顺序进行混合,钙剂和磷酸盐应分别加入不同的溶液内稀释,以免发生磷酸钙沉淀。在加入氨基酸和葡萄糖混合液后,检查无沉淀生成,方可再加入脂肪乳液体。

6)不得加入没有经过实验验证的其他药物。

7)加入液体体积总量应等于或大于1500mL,混合液中葡萄糖的最终浓度为5%

～23%,有利于混合液的稳定。

8)营养液最好现配现用,一般 24 小时内输完,最多不超过 48 小时,且放在 4℃冰箱内保存。

9)配制过程中如发现浑浊、沉淀、结晶、变色等异常现象,应立即停止操作,待查明原因并解决后方可继续,或与医师联系修改处方后再进行配制。

(3)肠外营养的输注途径:静脉营养输注主要通过两大途径,周围静脉导管和中心静脉导管,需根据患者静脉条件、既往静脉置管史、出凝血功能、预计肠外营养持续时间、护理水平等,选择适宜的输注途径(表 4-11)。

1)经周围静脉输注途径:短期肠外营养(<2 周),营养液渗透压低于 1000mmol/L 者、营养需求量不是很大者、中心静脉置管禁忌或不可行者、导管感染或有脓毒症者可经周围静脉输注营养液,成人患者周围静脉穿刺首选上肢远端部位。

2)中心静脉肠外营养:肠外营养支持时间预计超过 2 周,营养液渗透压高于 1000mmol/L 者,可选择中心静脉输注营养液。一般穿刺部位首选锁骨下静脉,股静脉置管的感染发生率和静脉栓塞发生率高于其他部位,所以不推荐作为肠外营养支持途径。

表 4-11　周围静脉输注与中心静脉输注途径比较

	优　点	缺　点
周围静脉输注途径中心静脉输注途径	简便易行,可避免中心静脉置管相关并发症容易早期发现静脉炎的发生静脉管径粗,血流速度快,血流量大,输入液体可迅速稀释,对血管壁刺激小,不受输液渗透压、输液浓度与 pH 影响,可长期使用,减少反复穿刺的痛苦	静脉管径小,血流量小,受输液渗透压、输液浓度与 pH 影响,需反复穿刺,易发生静脉炎,不宜长期使用可发生中心静脉置管相关并发症

静脉,股静脉置管的感染发生率和静脉栓塞发生率高于其他部位,所以不推荐作为肠外营养支持途径。

不管是哪一种方法,均应严格控制输入速度,尽量使用输液泵,使营养液能够持续、均匀、恒定地输入,防止心脏的负荷过重,发生心力衰竭。

(4)中心静脉导管的护理

1)导管穿刺口敷料的更换:采用透明敷贴,便于观察,每 3 天更换一次。汗多时可用无菌纱块换药,敷料卷边。穿刺口有渗血渗液,或贴膜内有水蒸气时,应及时更换。

2)导管妥善固定:中心静脉导管用于固定的两翼,应缝在患者皮肤上,固定牢固。导管入,敷料固定,每班观察导管插入深度,固定的缝线有无松动、脱落,经常检查有无回血及通畅情况。

3)每日更换输液管道:采用一次性密闭式输液系统,防止液体污染,每次输液前后均用肝素盐水冲洗管腔,防止血栓形成。

4)导管一般不作抽血、输血及测中心静脉压等其他用途,以防堵塞污染,只能输注肠外营养液。如发现导管扭折或血液反流而阻塞管道时,严禁将血凝块直接推入血管内,防止血栓意外。

(5)肠外营养并发症的监测与处理

1)机械性并发症:肠外营养的机械性并发症与中心静脉导管有关,其中多数发生在导管插入过程中,也有因护理不当引起的,常见的有气胸、空气栓塞、出血、血管及神经损伤、置管处静脉炎等(表4-12)。

表4-12　机械性并发症原因及防治措施

并发症	原　因	预防及处理
气胸	置管时患者体位不当或穿刺方向不正确	即刻拔针,重新穿刺,如患者胸痛持续或呼吸困难,应停止置管并摄X线胸片明确诊断,少量气胸可自行吸收,重症需反复穿刺抽气或胸腔闭式引流
空气栓塞	穿刺、输液过程中,空气进入血液	插管时置患者于头低脚高位,导管护理时要有防止接头脱开的保险措施
血管、神经损伤	操作不当	提高操作水平
导管性并发症	导管尖端异位、导管栓子、导管堵塞、静脉血栓形成、静脉栓塞、血栓性静脉炎	定期测量导管外露部分长度,规范护理操作,加强临床观察

2)感染并发症:接受肠外营养的患者,具有发生导管相关感染和败血症的高度危险。常见感染菌为真菌、革兰阳性菌和革兰阴性菌,导管置管处可出现红、肿、脓液渗出等症状。美国疾病控制中心定义的局部感染为:导管入口处红肿、硬结、有脓性分泌物。一般感染是因为穿刺置管时没有遵循严格无菌技术、导管护理不当或输注过程受污染致细菌快速繁殖、导管放置时间过长及异物反应作用和患者存在的感染病灶等原因造成。在肠外营养过程中如出现高热、寒战,而找不到感染病灶的,则高度怀疑导管性败血症存在,应立即拔除导管,同时做血培养及导管头端培养。具体方法是:拔管时注意先消毒局部皮肤,拆除缝线,轻轻拔出,拔出的导管尖端用无菌剪刀剪下1~2cm送细菌和真菌培养。拔管后穿刺点局部消毒,同时按压5分钟,防止空气沿导管入口进入产生气栓,然后用无菌敷料压迫24小时。

3)代谢性并发症:多见于长期(2周以上)应用肠外营养的患者,常见的包括糖代谢紊乱、必需脂肪酸缺乏症、氨基酸代谢紊乱、电解质平衡紊乱、酸碱平衡失调、微量元素和维生素缺乏症等。

(6)肠外营养护理监护要点及注意事项

1)肠外营养支持的常规监护主要有5点:一是体重:监测体重有助于判断患者水合状态和营养量的供给是否适合。使用静脉营养的2周内,应每天测体重一次,以后每周测一次。二是生命体征：监测体温能及时了解感染等并发症，以便早期发现感染征象。每日监测体温 4 次，如患者出现高热、寒战等，应及时寻找感染源，进行抗感染治疗。三是输注速度：最好使用输液泵，准确记录 24 小时出入量，输注速度严禁过快或过慢。四是电解质：监测血常规、肝功能、血生化、尿糖、血糖等变化，及时给予补充或调整。五是营养评价：在静脉营养期间应进行营养状态的动态评价。

2）肠外营养支持的注意事项主要有 6 点：一是严格无菌操作，维护好输液管道，减少感染的发生。二是根据计划应用持续输入或循环输入的方法，按时按量均匀完成输液量。三是勤观察，及时调节输液滴速，防止过快或过慢。四是及时更换液体，严防空气进入输液系统形成气栓。五是观察患者的反应，及时发现高血糖反应、氨基酸过敏反应及因脂肪乳输入过快引起的反应。六是加强医务人员对开展中心静脉导管应用的指征、正确的置管及护理的方法、感染控制措施等内容的培训。

三、感染的监护与管理

医院感染是指住院患者在医院内获得的感染，包括在住院期间发生的感染和在医院内获得而在出院后发生的感染，但不包括入院前已开始或入院时已存在的感染。医院工作人员在医院内获得的感染也属医院感染。随着社会经济的发展，脑血管疾病患者以及老龄人口不断增加，患者病情危重、免疫功能低下或频繁接受侵入性操作及抗菌药物的滥用等因素所致。下列情况均属于医院感染。

（1）无明确潜伏期的感染，规定入院 48 小时后发生的感染为医院感染；有明确潜伏期的感染，自入院时起超过平均潜伏期后发生的感染为医院感染。

（2）本次感染直接与上次住院有关。

（3）在原有感染基础上出现其他部位新的感染，或在原感染已知病原体基础上又分离出新的病原体（排除污染和原来的混合感染）的感染。

（4）新生儿在分娩过程中和产后获得的感染。

（5）由于诊疗措施激活的潜在性感染，如疱疹病毒、结核杆菌等的感染。

（6）医务人员在医院工作期间获得的感染。

（一）感染的危险因素

1. 基础疾病和年龄

高龄患者比例高，老年人随着年龄的增长，大多伴有慢性肺心病、糖尿病等并发症，加之各功能器官老化，机体免疫功能低下，抵抗能力下降，住院时间长，加大了医院感染的易感因素。

2. 危重症患者抗细菌定植能力下降

具有神经系统炎症的患者因长期大剂量使用广谱抗生素及激素类药物可导致菌群失调，促使内源性感染和多重耐药菌株的产生。

3. 机体抵抗力降低

意识障碍、延髓病变或由于吞咽功能障碍，增加了胃内容物反流、误吸的机会，且不能进食，全身营养急剧下降，导致机体抵抗能力降低，增加下呼吸道的感染概率；疾病导致神经功能受损，丧失生活自理能力，长期卧床，导致皮肤受损的概率增加。

4. 侵入性操作

患者因抢救需要常进行侵入性操作,如中心静脉置管、气管插管、气管切开、脑室引流、机械通气、留置尿管等,均可诱发医院感染。

5. 空气和环境

患者周转快、流动性强,医务人员相对配比多造成空气细菌密度大;患者大小便失禁,其排泄物可造成空气污染,污染微生物形成气溶胶造成播散,以致空气传播;加之空气净化装置、手卫生设施不够完善、方便,也是造成医院感染机会增加的危险因素。

(二)引起感染常见的菌群

神经重症病房较多见的感染细菌为:耐甲氧西林金黄色葡萄球菌(MRSA)、耐甲氧西林表皮葡萄球菌(MRSE)、超广谱 β—内酰胺酶阳性感染或定植携带者。下呼吸道感染病原菌主要是革兰阴性杆菌,以铜绿假单胞菌所占比例最高,其次是不动杆菌,最后是克雷伯菌;第二位是革兰阳性菌,MRSA 引起的占革兰阳性球菌 90% 以上。泌尿道感染的病原菌 70% 为革兰阴性杆菌,以肠杆菌科和假单胞菌属为主,革兰阳性球菌占 20%,以葡萄球菌和肠球菌为多见,真菌性泌尿系感染约占 10%。

(三)感染的预防

世界卫生组织(WHO)发布的有效控制医院感染的关键措施为:"高效的消毒灭菌剂、无菌操作、隔离、合理使用抗生素及监测,通过监测进行效果评价"。重症监护病房的患者病情危重,抵抗力降低,易感性增加,各种有创检查和监测增多,治疗监护环境等使 ICU 具有许多发生院内感染的高危因素。护理工作与医院感染管理是密切相关的,严格遵循消毒灭菌原则,执行无菌操作技术,正确应用隔离技术和护理管理制度是预防外源性感染的前提,运用现代护理和管理手段则是降低医院感染发生率的重要途径。

1. 加强医护人员对感染的重视程度

(1)加强医护人员对院内感染重要性的学习和认识。

(2)严格执行 ICU 医疗器械和一次性物品使用的消毒隔离制度。尽可能使用一次性物品,如需重复使用的物品,应经供应室高压灭菌后使用。

(3)控制多重耐药菌感染的对策:多重耐药患者需转入单间护理,明示隔离标志;患者周围环境与物品,如床栏杆、床头柜、病历夹、门把手等要每日擦拭消毒;医护人员在接触患者时应遵循标准预防,使用手套和隔离衣,治疗护理后及时彻底洗手或用含乙醇的手快速消毒液消毒;对患者使用过的物品与器械需进行高水平消毒;撤销隔离后,床单位进行终末消毒。

(4)注意手部卫生:定期对医务人员进行洗手教育,提高大家对手部卫生观念的认识,促进确立医务人员对洗手行为的信念。

2. 做好洗手工作,预防院内感染

(1)严格掌握洗手的指征:

1)直接接触患者前后。

2）无菌操作前后。

3）处理清洁或者无菌物品之前。

4）穿脱隔离衣前后，脱手套后。

5）接触不同患者之间或者从患者身体的污染部位移动到清洁部位时。

6）处理污染物品后。

7）接触患者血液、体液、分泌物、排泄物、黏膜皮肤或伤口敷料后。

（2）七步洗手法：第一步，洗手掌。流水湿润双手，涂抹洗手液（或肥皂），掌心相对，手指并拢相互揉搓。第二步，洗背侧指缝。手心对手背沿指缝相互揉搓，双手交换进行。第三步，洗掌侧指缝。掌心相对，双手交叉沿指缝相互揉搓。第四步，洗拇指。一手握另一手大拇指旋转揉搓，双手交换进行。第五步，洗指背。弯曲各手指关节，半握拳把指背放在另一手掌心旋转揉搓，双手交换进行。第六步，洗指尖。弯曲各手指关节，把指尖合拢在另一手掌心旋转揉搓，双手交换进行。第七步，洗手腕、手臂。揉搓手腕、手臂，双手交换进行。

（3）医护人员查房时，每检查完1位患者，用快速手消毒液擦拭双手，再检查下1位患者。对隔离患者尤其应养成良好的洗手习惯。

（4）对洗手进行严格的考评，每月对医务人员进行手部细菌检测培养。

3. 加强对环境卫生学监测的管理

包括空气、物品表面、环境表面清洁、消毒等的管理。

（1）病房内空气的消毒：减少探视，房间每天早晚开窗通风 30 分钟以上，每天早上及中午用 1000mg/L 含氯消毒液各拖地 1 次，空气消毒机持续开放消毒，每天紫外线消毒空气 3 次。每月空气培养 1 次，菌落不超过限定数，留单备查。

（2）物品表面消毒：每天用 1000mg/L 含氯消毒液浸泡消毒后的毛巾擦拭床单位、床栏、床缘、床头桌，做到一床一巾一消毒；出院患者床单位用臭氧消毒机消毒 40 分钟；死亡患者还要用紫外线消毒 1 小时，床垫、枕芯、棉被阳光暴晒 6 小时。

（3）保证一患一套检查用具（听诊器、叩诊锤、手电筒、血压计袖套等）。体温表用 75％乙醇浸泡消毒；听诊器、叩诊锤、手电筒每天用 75％乙醇抹拭；氧气装置的湿化瓶每天更换湿化水，每周予 75％乙醇擦拭一次；吸痰装置每天用 500mg/L 含氯消毒液擦拭表面一次，储液瓶每天更换或满 2/3 随时更换；监护仪表面及各条连接线每天用 75％乙醇抹拭，血压计袖带用清水洗干净后用 500mg/L 含氯消毒剂浸泡消毒 30 分钟；呼吸机使用期间用 75％乙醇抹拭表面，每周更换呼吸机管道，湿化罐用 1000mg/L 含氯消毒剂浸泡消毒 60 分钟后，晾干备用；呼吸机传感器每周用 75％乙醇浸泡 30 分钟；呼吸机空气隔膜应每周冲洗 2 次；心电图机每次使用后用 75％乙醇擦拭。每月包括空气培养、物体和环境表面培养、工作人员手培养 1 次，菌落不超过限定数，留单备查。

（4）尽可能缩短有创性物品的使用时间。气管插管等有创性和侵入性物品每 2 周更换，气管切开患者每天至少进行 3 次气管切开处换药。

（5）主管医师一旦发现 MRSA、MRSE、ESBL 阳性感染者或定植（携带）者立即床边隔离,严格给予消毒隔离措施。

4. 合理使用抗生素

尚未明确感染的细菌种类时,正确分析可能的细菌和可能使用的抗生素,进行经验用药。中度感染时,坚决果断地选用1~2种覆盖面广、强有力的抗生素,争取在短时间控制感染恶化,如头孢菌素类3、4代或其他β—内酰胺类抗生素。

(1)感染采样结果回报后,优先选择敏感药物。

(2)对某种病菌的暴发流行,首先选择针对性极强的抗生素,如 MRSA 感染首选万古霉素,及时有效地控制流行趋势;同时合并其他细菌(阴性杆菌、真菌)感染时,采取联合用药。其次是优化抗菌药物应用策略,使用抗菌药物之前应先采集病原学标本,根据病原学药敏结果选用抗菌药物,有计划地进行抗菌药物轮换使用。滥用和使用不足(剂量、疗程和抗菌活性)均易产生细菌的耐药性,疗程过长耐药概率增大,这是及时有效地减少耐药菌暴发流行的基本要素。

(3)加强意识障碍、延髓麻痹及长期卧床患者的良肢位摆放,并给予翻身、叩背、吸痰,保证抗生素最大限度地发挥作用。

(4)积极治疗原发疾病,重视保护重要脏器,缩短停留 ICU 时间,可有效预防或减少感染。

(四)感染常见部位的监测

重症监护室的患者病情危重,抵抗力降低,易感性增加,各种有创检查和监测增多,治疗监护环境差,护理人员感染控制措施不到位,增加了患者交叉感染的概率。医院内感染的部位按发生率首先常见的是肺部感染,其次是尿路感染,然后是导管相关血流感染(表4-13)。

表4-13 常见感染部位的监测内容

感染部位	感染监测内容
呼吸道感染	体温、WBC 计数、胸片、痰涂片检查、痰、鼻、咽拭子培养等
泌尿系感染	体温、尿常规、中段尿培养、WBC 计数等
导管相关血流感染	体温、穿刺点皮肤情况、血常规、WBC 计数、导管尖端培养或血液培养等

(五)常见感染的预防护理

1. 呼吸道感染

神经重症患者起病急、年龄大、意识障碍、吞咽障碍,同时伴有糖尿病等并发症,且气管插管、气管切开、留置胃管等造成正常生理功能受损,昏迷、呕吐、误吸等使气体交换障碍,大量肺泡炎性渗出,痰液淤积等内源性及外源性的因素导致呼吸道感染。近年来,人们对医院获得性肺炎的重要类型——呼吸机相关性肺炎(VAP)的研究日趋深入,针对易感危险因素和发病机制提出相应的预防措施。

(1)有明显肺部感染患者入住神经重症监护病房后立即予以痰培养及药敏试验,

经筛选的痰液,连续两次分离到相同病原体,痰细菌定量培养分离病原菌数＞
106cfu/mL,选择敏感抗生素对症治疗;无感染者可根据病情进行预防用药。

(2)加强人工气道的护理,护士吸痰时注意无菌操作,并严格监测痰液的性质和
量,评估感染的程度,及时报告医生。

(3)减少或清除口咽部和胃肠病原菌的定植和吸入,防止误吸。

1)控制胃内容物的反流,摇高床头 30％以减少胃内容物误吸和反流。

2)加强口腔护理,每天 2～3 次,根据口腔 pH 选用口腔清洗液。pH 高选用 2％
～3％硼酸,pH 低采用 2％碳酸氢钠擦拭,pH 中性时用 1％～3％过氧化氢溶液或生
理盐水擦拭,以预防由于口腔病原菌逆流而引起呼吸道感染。

3)改进营养支持治疗方法,从预防医院获得性肺炎的角度看,肠内喂养方法优于
肠外营养。肠内喂养提倡半卧位,每次喂养需评估鼻饲管的位置,根据患者的情况调
整喂养量,速度宜慢,进食后 30 分钟内尽量避免叩背、吸痰等操作。应用胃肠动力药
物可减轻胃肠排空延迟,防止胃食管反流。

2. 泌尿系感染

泌尿系感染是由于病原微生物侵入泌尿道而引起的炎症。泌尿系感染监测内容
包括:体温、尿常规、中段尿培养、WBC 计数等。患者出现尿频、尿急、尿痛等尿路刺
激症状,或有下腹触痛、肾区叩痛,伴或不伴发热,尿检白细胞男性＞5 个/高倍视野,
女性＞10 个/高倍视野。插导尿管患者应结合尿培养,清洁中段尿或导尿留取尿液
(非留置导尿)培养革兰阳性球菌菌数＞104cfu/mL、革兰阴性杆菌菌数＞105cfu/
mL,新鲜尿液标本经显微镜检查(1×400),在 30 个视野中有半数视野见到细菌,应
视为泌尿系感染。重症患者常有大小便失禁、尿潴留等症状,因此大部分患者均留
置尿管。据报道,留置尿管于体内 5～14 天感染的发生率高达 100％。因此,严格掌
握使用导尿管的指征,做好留置导尿管的护理,以减少尿道感染的发生。

(1)合理选择导尿管,严格导尿管的无菌管理,保持集尿系统的密闭性。

(2)导尿系统应保持通畅,集尿系统应安置在低于膀胱水平,应用抗反流尿袋。

(3)使用引流通畅且外径细的导尿管,插入时避免创伤,导尿操作及留置期间都
必须严格执行无菌操作原则。

(4)避免非必要性膀胱冲洗,尽可能让患者多喝水,起到生理冲洗的作用。

(5)长期留置导尿管患者,每天检查尿管留置时间,每 14 天更换尿管,尽可能尿
管与尿袋同时更换。美国疾病控制中心推荐的实践原则是:尽量减少更换导尿管的
次数,以避免尿路感染,导管只在发生堵塞时才更换。

(6)尽量缩短留置尿管的时间,早期积极锻炼患者膀胱功能,可定时夹闭—开放
尿管。

(7)加强会阴护理,做好外阴清洁,可用碘附消毒尿道口及会阴部,每天 2～3 次,
保持清洁干燥。

(8)减少导尿管与集尿袋的分离,避免频繁进行标本采集。如需进行尿液检测,
留取标本时用无菌注射器在导尿管侧面以无菌方法针刺抽取尿液。检验结果如有异

常,及时通知医生给予对症处理。

3. 导管相关血流感染

导管相关血流感染(简称 CRBSI)是指带有血管内导管或者拔除血管内导管 48 小时内的患者出现菌血症或真菌血症,并伴有发热(T>38℃)、寒战或低血压等感染表现,除血管导管外没有其他明确的感染源。随着医学的发展,危重患者需要用导管检查、监测治疗者日益增多,应用中心静脉导管保证液体和药物的摄入或中心静脉测压等诊疗措施的实现,在神经危重患者的治疗中具有十分重要的价值和用途。

(1)导管评估内容包括:导管留置部位、时间、深度、固定、是否通畅、局部情况等。

(2)建立导管标识,不同用途的导管使用不同颜色的标识,以便视觉上更容易区分。

(3)严格无菌操作,掌握导管置入的适应证,选择合适导管,择优穿刺部位。

(4)妥善固定导管。为防止导管脱落,穿刺后要将导管缝在皮肤上,再将外露部分用无菌敷贴固定好。在进行各种治疗护理或患者自行活动时,应密切观察防止导管移位、脱出、扭曲、打结。加强巡视,观察导管及敷贴情况,无菌敷贴一旦出现松边、卷边或敷贴下有气泡、水泡、水珠等情况,应及时更换。更换敷贴时,应小心固定导管,以防将导管拉出,同时注意观察固定缝线有无松脱,必要时重新固定。若导管滑脱,应该予以拔除。

(5)采用一次性密闭式输液装置。中心静脉置管输液前后用肝素盐水 10mL(50～100U/mL 肝素)冲管;输液间歇期,在每日换药期间同时予冲管;如为出血、凝血功能差者,冲管液用生理盐水;输注血液制品或抽血后,应予 20mL 生理盐水以脉冲方式冲洗管路(压-停-压-停-压-停)以减少管路血液凝集阻塞形成。另外,输注液体时应注意药物的配伍禁忌,防止不同药物混合后微小颗粒导致堵管。输液时如发现阻塞,可用注射器抽取 50U/mL 肝素溶液缓慢推注使其溶解,切勿加压推注,防止形成微血栓进入微循环。

(6)置管时间不宜过长。每天触摸插入部位有无肿胀,有无感染体征。导管入口部位应使用合适的消毒剂消毒,包括 75％乙醇、10％碘附或 2％碘酊。建议使用透明敷料覆盖导管入口处,当敷料潮湿、松动、变污时应立即更换。

(7)导管半定量培养。密切观察患者穿刺部位及全身情况,当患者发热或观察穿刺皮肤处出现红、肿、热、痛等炎症表现时,应拔出导管,将拔出导管的皮下段做培养。

4. 深部真菌感染

真菌是人体正常菌群的组成部分,寄生于人体皮肤和黏膜。引起深部感染的真菌种类主要有念珠菌属、新型隐球菌、曲菌属等,主要侵犯皮肤深层和内脏,如肺部、脑、消化道、泌尿生殖道等器官。随着广谱抗生素、免疫抑制药及肾上腺皮质激素的大量应用,危重症患者机体免疫功能及防御功能降低,极易遭受到真菌感染而加重病情。不少研究指出,抗生素治疗是导致全身性真菌感染的重要因素,医护人员应对这些非细菌性的病原体有所了解,才能更有效地做好预防措施。

(1)保持室内空气流通,使用空气净化装置,祛除患者生活环境中的致病真菌,医护人员注意口、鼻腔及手上的带菌状况,注意严格进行清洁、消毒。

(2)积极治疗原发病,加强营养,增强机体抵抗力和免疫功能。

(3)合理使用抗生素,严格掌握适应证和防止长期使用,如在使用广谱抗生素期间发生真菌感染,应酌情停用广谱抗生素或联合应用抗真菌药物。

(4)碱化尿液,发生尿道真菌感染时可口服小苏打片等使尿液碱化,破坏念珠菌的生长环境。痰培养发现真菌,可予以碳酸氢钠溶液行口腔护理。

(5)对于住院时间较长者,可预先给予抗真菌治疗,以减少真菌感染的机会。

第三节　癫痫持续状态

一、基本概念

癫痫持续状态(SE)广泛定义:出现两次以上的癫痫发作,发作间期意识未完全恢复;或者一次癫痫发作持续 30 分钟以上。它属于神经学急症,若不及时治疗,可因高热、循环衰竭或神经元兴奋毒性损伤导致严重的神经细胞损害,也可导致继发性难治性癫痫、智力低下等严重后遗症,具有很高的致残率和病死率。目前大部分学者倾向强直阵挛发作时间超过 5 分钟,即建议开始强有力的抗癫痫持续状态治疗,较一致的定义是:由于自身持续机制的强化,癫痫发作的时间超过通常持续时间,且无法自发终止的癫痫发作。任何一种癫痫发作均可能出现持续状态,其主要有以下分类:

(1)全面性发作持续状态:主要包括全身强直-阵挛性发作持续状态、强直性发作持续状态、阵挛性发作持续状态、肌阵挛性发作持续状态及失神发作持续状态。

(2)部分性发作持续状态:主要包括边缘叶性癫痫持续状态、单纯部分运动性发作持续状态及偏侧抽搐状态伴偏侧轻瘫。其中最为常见的类型是全身强直-阵挛性发作持续状态和单纯部分运动性发作持续状态,前者是最危险的类型。发病率存在着差异,42%～46%的患者曾有癫痫病史,在美同、欧洲、中国的年发病率依次为(18.3～41)/10 万、(10.3～17.1)/10 万、(41～61)/10 万,其发病率在黑种人中较白种人高 3 倍。

二、常见病因

(一)既往无癫痫病史

者常由急性脑病包括脑外伤、脑肿瘤、脑血管病、急性药物中毒、颅内感染和代谢疾病等诱发。

(二)已明确癫痫的患者

最常见的原因是不适当地停用抗癫痫药物,如突然停药、换药、减药或偏服药物等情况诱发,其他的原因如过度疲劳、孕产和饮酒等可能诱发。也有部分患者原因不明确。

三、发病机制

癫痫持续状态发作时,神经元持续放电,不断地激活海马,从而出现氨基丁酸

(GABA)介导的抑制性突触传递减少,经 N－甲基－D－天冬氨酸(NMDA)受体介导,谷氨酸过度释放,导致各种神经毒性代谢中间产物增加和储积,对海马杏仁核、小脑、丘脑、大脑等部位的神经元产生兴奋毒性损伤,经反复发作造成神经元的不可逆性损伤和死亡。同时大脑的代谢率、耗氧量和葡萄糖摄取率成倍增加,ATP 储存耗尽,低血糖和缺氧也导致 ATP 的释放减少,从而造成钠泵功能障碍,出现大量钙离子内流形成钙超载,进一步使脑损伤加重。

四、临床特征

(一)全面性发作持续状态

1. 全身强直－阵挛性发作持续状态

是临床最常见、最危险的癫痫持续状态,表现强直－阵挛发作反复发生,意识障碍(昏迷)伴高热、代谢性酸中毒、低血糖、休克、电解质紊乱(低血钾、低血钙等)和肌红蛋白尿等,可发生脑、心、肝、肺等多脏器功能衰竭及自主神经和生命体征改变。

2. 强直性发作持续状态

多见于 Lemiox－Gastaut 综合征患儿,表现不同程度意识障碍(较少昏迷),其间有强直性发作或其他类型发作,如非典型失神、失张力发作等,脑电图出现持续性较慢的棘－慢或尖－慢波放电。

3. 失神发作持续状态

主要表现意识水平降低,甚至只表现反应性下降、学习成绩下降。脑电图可见持续性棘－慢波放电,频率较慢(<3Hz)。多由治疗不当或停药等诱发。

(二)部分性发作持续状态

1. 单纯部分运动性发作持续状态(Kojevnikov 癫痫)

病情演变取决于病变性质,部分隐源性患者治愈后可能不再发;某些非进行性、器质性病变后期可伴同侧肌阵挛,但脑电图背景正常。Rasmussen 综合征(部分性连续性癫痫)早期出现肌阵挛及其他形式发作,伴进行性弥漫性神经系统损害表现。

2. 边缘叶性癫痫持续状态

常表现意识障碍(模糊)和精神症状,又称精神运动性癫痫状态,常见于颞叶癫痫,须注意与其他原因导致的精神异常鉴别。

五、辅助检查

(一)血液生化检查

生化、血糖、血脂、血钙等常规检查。

(二)影像学检查

头颅 CT 及 MRI 检查,经颅多普勒超声波检测,必要时可行脑血管造影明确病因。

(三)脑电图检查

常规的脑电图检查,也可选择行单导、双导、蝶骨电极以及睡眠脑电图等特殊类型的脑电图检查。

（四）其他

如胸片、脑脊液的检查等。

六、诊断思路

（一）诊断标准

1. 详细、准确、全面的病史

是否有产伤、头颅外伤、脑炎、脑寄生虫的病史。

2. 临床特征、体格检查、脑电图检查及有关实验室检查

给出诊断，并判断类型。在全身强直－阵挛性发作间期意识丧失才能诊断；部分性发作可见局部持续性运动发作长达数小时或数天，无意识障碍；边缘叶性有意识障碍，可伴精神错乱、事后无记忆等情况的出现。

（二）鉴别诊断

1. 晕厥

是短暂性全脑灌注不足导致短时间意识丧失、跌倒，偶可引起肢体强直阵挛性抽动或尿失禁，特别是在阻止患者跌倒而加重灌注不足时。有些患者可有久站、剧痛、见血和情绪激动等诱因，或因排尿、咳嗽和憋气等诱发。常有头晕、恶心、眼前发黑和无力等先兆，跌倒较缓慢，面色苍白、出汗，有时脉搏不规则。晕厥引起意识丧失极少超过 15 秒，以意识迅速恢复并完全清醒为特点，不伴发作后意识模糊，无须抗癫痫药治疗。

2. 假性癫痫发作

如癔症性发作，可有运动、感觉和意识模糊等类似癫痫发作症状，常有精神诱因，具有表演性，多无自伤、大小便失禁的情况出现，视频脑电图有助于鉴别。

3. 低血糖症

血糖水平低于 2mmol/L 时可产生局部癫痫样抽动或四肢强直发作，伴意识丧失。常见于胰岛 β 细胞瘤，或长期服降糖药的 Ⅱ 型糖尿病患者，结合病史有助于诊断。

七、救治方法

（一）一般治疗

（1）去除诱发因素：有明确诱因的患者，应立即解除诱发因素，如为低血糖诱发，应首先纠正低血糖；如为感染诱发，应积极控制感染。

（2）稳定呼吸、循环，维持通气：保持呼吸道的通畅，必要时行气管插管或气管切开，监测患者血压及脉搏，并建立有效的静脉通路。

（3）积极预防和控制并发症：处理脑水肿，预防脑疝的形成以及时纠正酸中毒、呼吸循环衰竭，控制高热、感染和纠正水电解质失调。

（二）控制发作

（1）安定（地西泮）：是成人或儿童各型癫痫持续状态的首选药。成人剂量 1020mg，单次最大剂量不超过 20mg；儿童 0.3～0.5mg/kg。以 3～5mg/min 速度静脉注射。如 15 分钟后复发可重复给药，或将地西泮 100～200mg 溶于 5％葡萄糖中，

于 12 小时内缓慢静脉滴注。使用地西泮若引起呼吸抑制,需停药。

(2)10%水合氯醛:成人 25～30mL,小儿 0.5～0.8mL/kg,加等量植物油保留灌肠。

(3)氯硝安定(氯硝西泮):对各型癫痫持续状态疗效俱佳,药效是安定的 5 倍,半衰期 22～32 小时。成人首次剂量 3mg 静脉注射,以后 5～10mg/d 静脉滴注,或过渡至口服药。须注意此药对呼吸及心脏抑制较强。

(4)异戊巴比妥钠:成人 0.5g 溶于注射用水 10mL 静脉注射,儿童 1～4 岁 0.1g/次,5 岁以上 0.2g/次,速度不超过 0.05g/min,直至控制发作为止;0.5g 以内多可控制发作,剩余未注完的药物可肌注。

(5)利多卡因:2～4mg/kg 加入 10%葡萄糖内,以 50mg/h 速度静脉滴注,有效或复发时均可重复应用。心脏传导阻滞及心动过缓者慎用。

3. 控制发作后应用长效 AEDs 过渡和维持

早期常用苯巴比妥钠,成人 0.2g 肌注,3～4 次/天,儿童酌减,连续 3～4 天。同时,应根据癫痫类型选择有效的口服药(早期可鼻饲),过渡并长期维持治疗。

八、综合护理措施

(一)发作期护理

1. 呼吸道护理

应将患者平卧,解开衣领,头偏向一侧。防止因舌根后坠阻塞气道,可将患者下颚托起,必要时用舌钳把舌头拉出。用牙垫或厚纱布缠绕在压舌板上,置于上下磨牙之间,以防咬伤舌及两颊部。其次应备好吸痰器,随时吸出气道内分泌物或呕吐物;在解除气道阻塞的同时,随即经鼻导管或面罩吸入高流量氧气(4L/min～5L/min),尽快改善脑缺氧,必要时行气管切开。

2. 用药过程中的病情观察

地西泮的静脉输注会引起呼吸及心脏的抑制作用,尤其对于合并慢性阻塞性肺病患者,应用地西泮静脉输注时尤为小心,呼吸兴奋剂等药物及气管插管应随时备好。注意患者抽搐的频率、幅度,观察药物疗效,随时报告医生以调整药物剂量及种类。密切观察患者的意识、瞳孔变化,尽早发现脑水肿及脑疝的危险,以便调整脱水药物的剂量。

3. 体温管理

癫痫持续状态常伴有感染发热或中枢性发热,使机体基础代谢率增高,脑组织耗氧量增加,以致脑水肿加重。研究表明,亚低温治疗可减少神经细胞的凋亡,降低脑缺血后的神经功能障碍和病理损害程度。因此,必要的降低体温可以减轻脑水肿,保护脑组织,并能够减低癫痫发作的诱发因素。措施除药物解热外,常给予冰帽、冰袋置于肢体大动脉搏动处,也可以温水擦浴等。

4. 发作期护理注意事项

在发作期应注意防止患者坠床,适当加用防护栏;避免强力按压及制动,以防关节脱臼及骨折。

（二）静止期护理

（1）环境护理：保证患者安静消除疲劳，房间光线柔和减少刺激，注意癫痫发作先兆。

（2）预防呼吸道感染：尽量减少探视，保证无菌环境，防止感染。

（3）置管护理：癫痫大发作患者往往牙关紧闭，这在很大程度上限制了口服药物的应用及肠内营养的保证。因此，等同于意识障碍患者，在控制发作的同时，尽可能给予留置鼻饲管，以方便消化道给药及肠内营养，并方便观察胃内容物潜血情况。在癫痫导致神经源性膀胱尿潴留时，及时留置尿管，准确记录出入量，同时应预防泌尿系感染。

（4）用药及健康指导：癫痫的反复发作很多和用药不当及服药不规律有很大的关系，只有按发作类型用药和长期规则用药，才能保持稳定血药浓度，达到控制发作的目的。对于常用的一线抗癫痫药物而言，目前临床多以单药治疗，效果不佳可加用其他药物治疗。需要指出的是，癫痫对患者心理健康方面的影响远超过对躯体方面的影响，许多患者缺乏系统正规的治疗导致反复发作，从而丧失战胜疾病的信心。因此，为患者讲解癫痫病的常识，帮助患者正确认识疾病，解除不必要的消极顾虑。应嘱咐患者不能随意停药、减少剂量和更改药物品种。培养患者良好的生活习惯，避免过饱，保证睡眠，避免情感冲动，戒烟酒，不食辛辣刺激性食物及饮用咖啡、浓茶等兴奋性饮料，避免过度体力、脑力劳动，尽量避免攀高、游泳、驾驶车辆或独处易致危险场所。

第四节 化脓性脑膜炎

化脓性脑膜炎又称软脑膜炎，是由化脓性细菌所致脑脊膜的炎症反应，脑和脊髓的表面轻度受累，是中枢神经系统常见的化脓性感染。病前可有上呼吸道感染史，主要临床表现为发热、头痛、呕吐、意识障碍、偏瘫、失语、皮肤瘀点及脑膜刺激征等。通常起病急，好发于婴幼儿和儿童。

一、专科护理

（一）护理要点

密切观察患者的病情变化，定时监测患者的生命体征、意识、瞳孔的变化及颅内压增高表现。做好高热患者的护理。对有肢体瘫痪及失语的患者，给予康复训练，预防并发症。加强心理护理，帮助患者树立战胜疾病的信心。

（二）主要护理问题

1. 体温过高

与细菌感染有关。

2. 急性疼痛：头痛

与颅内感染有关。

3. 营养失调：低于机体需要量

与反复呕吐及摄入不足有关。

4. 潜在并发症:脑疝

与颅内压增高有关。

5. 躯体活动障碍

与神经功能损害所致的偏瘫有关。

6. 有皮肤完整性受损的危险

与散在的皮肤瘀点有关。

(三)护理措施

1. 一般护理

(1)环境:保持病室安静,经常通风,用窗帘适当遮挡窗户,避免强光对患者的刺激,减少患者家属的探视。

(2)饮食:给予清淡、易消化且富含营养的流质或半流质饮食,多吃水果和蔬菜。意识障碍的患者给予鼻饲饮食,制订饮食计划表,保证患者摄入足够的热量。

(3)基础护理:给予口腔护理,保持口腔清洁,减少因发热、呕吐等引起的口腔不适;加强皮肤护理,保持皮肤清洁干燥,特别是皮肤有瘀点、瘀斑时避免搔抓破溃。

2. 病情观察及护理

(1)加强巡视,密切观察患者的意识、瞳孔、生命体征及皮肤瘀点、瘀斑的变化,婴儿应注意观察囟门。若患者意识障碍加重、呼吸节律不规则、双侧瞳孔不等大、对光反射迟钝、躁动不安等,提示脑疝的发生,应立即通知医生,配合抢救。

(2)备好抢救药品及器械:抢救车、吸引器、简易呼吸器、氧气装置及硬脑膜下穿刺包等。

3. 用药护理

(1)抗生素:给予抗生素皮试前,询问有无过敏史。用药期间监测患者的血象、血培养、血药敏等检查结果。用药期间了解患者有无不适主诉。

(2)脱水药:保证药物按时、准确滴注,注意观察患者的反应及皮肤颜色、弹性的变化,注意监测肾功能。避免药液外渗,如有外渗,可用硫酸镁湿热敷。

(3)糖皮质激素:严格遵医嘱用药,保证用药时间、剂量的准确,不可随意增量、减量,询问患者有无心悸、出汗等不适主诉;用药期间监测患者的血象、血糖变化;注意保暖,预防交叉感染。

4. 心理护理

根据患者及家属的文化水平,介绍患者的病情及治疗和护理的方法,使其积极主动配合。关心和爱护患者,及时解除患者的不适,增强其信任感,帮助患者树立战胜疾病的信心。

5. 康复护理

有肢体瘫痪和语言沟通障碍的患者可以进行如下的康复护理:

(1)保持良好的肢体位置,根据病情,给予床上运动训练包括:

1)桥式运动:患者仰卧位,双上肢放于体侧,或双手十指交叉,双上肢上举;双腿屈膝,足支撑于床上,然后将臀部抬起,并保持骨盆成水平位,维持一段时间后缓慢放下。也可以将健足从治疗床上抬起,以患侧单腿完成桥式运动。

2)关节被动运动:为了预防关节活动受限,主要进行肩关节外旋、外展,肘关节伸展,腕和手指伸展,髋关节外展,膝关节伸展,足背屈和外翻。

3)起坐训练

(2)对于清醒患者,要更多关心、体贴患者,增强自我照顾能力和信心。经常与患者与交流,促进其语言功能的恢复。

二、健康指导

(一)疾病知识指导

1. 概念

化脓性脑膜炎是由化脓性细菌感染所致的脑脊膜炎症,脑和脊髓的表面轻度受累。通常急性起病,是中枢神经系统常见的化脓性感染疾病。

2. 形成的主要原因

化脓性脑膜炎最常见的致病菌为肺炎链球菌、脑膜炎双球菌及 B 型流感嗜血杆菌。这些致病菌可通过外伤、直接扩延、血液循环或脑脊液等途径感染软脑膜和(或)蛛网膜。

3. 主要症状

寒战、高热、头痛、呕吐、意识障碍、腹泻和全身乏力等,有典型的脑膜刺激征。

4. 常用检查项目

血常规、尿常规、脑脊液检查、头 CT,头 MRI、血细菌培养。

5. 治疗

(1)抗菌治疗:未确定病原菌时首选三代头孢曲松或头孢噻肟,因其可透过血脑屏障,在脑脊液中达到有效浓度。如确定病原菌为肺炎球菌首选青霉素,对其耐药者,可选头孢曲松,必要时联合万古霉素治疗;如确定病原菌为脑膜炎球菌,首选青霉素;如确定病原菌为铜绿假单胞菌可选头孢他啶。

(2)激素治疗。

(3)对症治疗。

6. 预后

病死率及致残率较高,但预后与机体情况、病原菌和是否尽早应用有效的抗生素治疗有关。

7. 宣教

搞好环境和个人卫生。

(二)饮食指导

给予高热量、清淡、易消化的流质或半流质饮食,按患者的热量需要制订饮食计划,保证足够热量的摄入。注意食物的搭配,增加患者的食欲,少食多餐。频繁呕吐不能进食者,给予静脉输液,维持水电解质平衡。

（三）用药指导

（1）应用脱水药时，保证输液速度。

（2）应用激素类药物时不可随意减量，以免发生"反跳"现象，激素类药物最好在上午输注，避免由于药物副作用引起睡眠障碍。

（四）日常生活指导

（1）协助患者洗漱、如厕、进食及个人卫生等生活护理。

（2）做好基础护理，及时清除大小便，保持臀部皮肤清洁干燥，间隔1～2小时更换体位，按摩受压部位，必要时使用气垫床，预防压疮。

（3）偏瘫的患者确保有人陪伴，床旁安装护栏，地面保持平整干燥、防湿、防滑，注意安全。

（4）躁动不安或抽搐的患者，床边备牙垫或压舌板，必要时在患者家属知情同意下使用约束带，防止患者舌咬伤及坠床。

三、循证护理

化脓性脑膜炎是小儿时期较为常见的由化脓性细菌引起的神经系统感染的疾病，婴幼儿发病较多。本病预后差，病死率高，后遗症多。刘桂香、刘世艳、卢君通过对78例化脓性脑膜炎的患儿的护理资料进行分析总结，得出做好病情的观察和加强临床护理是促进患儿康复的重要环节。

李丽丽经过对小儿化脓性脑膜炎的临床护理效果的探讨，得出结论：提高理论知识水平、业务水平、对疾病的认识，对病情发展变化做出及时、正确的抢救和护理措施，可以提高患儿治愈率，降低并发症和后遗症发生，提高生命质量，促进患儿早日康复。

第五节　急性脊髓炎

急性脊髓炎是指各种感染后引起自身免疫反应所致的急性横贯性脊髓炎性病变，是常见的脊髓疾病之一。发病年龄无特异性，男女均可发病。主要临床表现为运动障碍、感觉障碍、自主神经功能障碍。

一、专科护理

（一）护理要点

观察患者是否出现运动障碍及感觉障碍水平面的上升，观察患者是否出现呼吸困难。做好截瘫的护理，排尿障碍者应留置导尿，保持皮肤清洁，按时翻身、拍背，预防压疮。因患者有运动障碍的同时伴有感觉障碍，因此要预防烫伤和冻伤的发生。

（二）主要护理问题

1. 躯体活动障碍

与脊髓病变所导致的截瘫有关。

2. 尿潴留

与脊髓病变导致自主神经功能障碍有关。

3. 有便秘的危险

与脊髓病变导致自主神经功能障碍有关。

4. 感知觉紊乱

与脊髓病变水平以下感觉缺失有关。

5. 气体交换障碍

与高位脊髓病变导致呼吸肌麻痹有关。

6. 知识缺乏

缺乏疾病相关知识。

(三)护理措施

1. 一般护理

(1)保持床单位整洁、无渣屑,每日擦洗皮肤 1 次,每 2 小时给予翻身叩背 1 次,床两侧设置扶手,以便患者自行翻身时,起到辅助作用。

(2)鼓励患者进食易消化食物,多饮水。

(3)出现尿潴留时,立即遵医嘱给予留置导尿。

(4)每次翻身后将瘫痪肢体置于功能位,做关节和肌肉的被动运动。

2. 病情观察及护理

(1)观察患者的呼吸频率和深度,是否出现呼吸困难,监测血氧饱和度指标。

(2)观察患者是否出现病变水平面上升,并及时告知医生。

(3)严密观察患者皮肤完整性,各班次要交接患者的皮肤情况,避免因运动及感觉障碍导致皮肤长时间受压而出现压疮。与此同时,部分患者可能会出现尿便失禁,增加了形成压疮和皮肤破溃的危险。

(4)监测用药后的疗效及不良反应。

二、健康指导

(一)疾病知识指导

1. 概念

急性脊髓炎是指各种感染后引起自身免疫反应所致的急性横贯性脊髓炎性病变。

2. 病因

尚不明确,多数患者在出现脊髓症状前 1～4 周有发热、上呼吸道感染或腹泻等病毒感染症状。

3. 主要症状

(1)感觉障碍:病变水平以下肢体感觉丧失,恢复较慢。

(2)运动障碍:急性起病,常表现为双下肢截瘫,早期为脊髓休克期,呈弛缓性瘫痪,肌张力减低、腱反射减弱或消失、病理反射阴性。

(3)自主神经功能障碍:早期表现为尿潴留,病变水平以下肢体无汗或少汗,易水肿等。

4. 常用检查项目

脑脊液检查,下肢体感诱发电位及 MRI。

5. 预后

若无较严重并发症,可于 3～6 个月内基本恢复至生活自理。若出现压疮、泌尿系感染或肺部感染等并发症时,会有后遗症。急性上升性脊髓炎和高颈段脊髓炎预后不良,多因呼吸循环衰竭而在短期内死亡。

(二)饮食指导

指导患者进食高蛋白、高维生素、高纤维素及易于消化的食物,鼓励患者多饮水,供给身体足够的水分及热量,同时刺激肠蠕动,以减轻或避免便秘和肠胀气。

(三)用药指导

(1)急性期可采用甲泼尼龙短程冲击疗法,应用此药物注意现用现配,并配合生理激素分泌特点,上午应用。在应用激素的同时注意补钙,避免发生股骨头坏死。

(2)大剂量免疫球蛋白治疗前查肝炎系列、梅毒和艾滋病。此外,此药物价格较高,应用前应取得家属的知情同意。

(3)讲解皮质类固醇激素类药物应用的必要性,此类药物所需治疗时间相对较长,需逐渐减量。

(四)日常生活指导

(1)保持床单位清洁、无渣屑。配合使用气垫床,给予定时翻身叩背,翻身时,指导患者扶床两侧扶手协助翻身。

(2)保持肛周及会阴部清洁干燥。

(3)鼓励患者自行咳嗽排痰,如无法咳出,给予叩背,如痰液黏稠,可遵照医嘱给予雾化吸入,必要时给予吸痰。

四、循证护理

急性脊髓炎起病急,大部分疾病发展快,造成机体不同程度的功能损害,同时也会引起患者的心理变化,因此给予患者进行整体的护理是必要的。整体护理既保证患者的正常治疗,机体功能得以最大限度的恢复,又可保证患者以良好的心理状态接受并配合治疗,促进患者身心健康。

整体护理能够促进患者身心健康,但患者较为重视的还是受损功能能否恢复,以及恢复的程度,因此急性脊髓炎患者的康复训练格外重要。马延爱、霍春暖、朱春燕等人通过随机分组进行对照试验得出结论:早期康复护理可提高患者日常生活活动能力,所以应鼓励及指导患者进行早期康复。

第五章　消化系统急危重症护理

第一节　急性胰腺炎

急性胰腺炎是常见的急腹症之一,为胰酶对胰脏本身自身消化所引起的化学性炎症。胰病变轻重不等,轻者以水肿为主,临床经过属自限性,一次发作数日后即可完全恢复,少数呈复发性急性胰腺炎;重者胰腺出血坏死,易并发休克、胰假性囊肿和脓肿等,死亡率高达 25%～40%。

关于急性胰腺炎的发生率,目前尚无精确统计。国内报告急性胰腺炎患者约占住院患者的 0.32%～2.04%。本病患者一般女多于男,患者的平均年龄 50～60 岁。职业以工人多见。

一、病因及发病机制

胰腺是一个其有内、外分泌功能的实质性器官,胰腺的腺泡分泌胰液(外分泌),对食物的消化起重要作用;而散在地分布在胰腺内的胰岛,其功能细胞主要分泌胰岛素和胰高糖素(内分泌)。正常情况下,当胰液中无活力的胰蛋白酶原等进入十二指肠时,在碱性环境中被胆汁和十二指肠液中的肠激酶激活,成为具有消化能力的胰蛋白酶。在胆总管、胰管、壶腹部炎症、梗阻等病理情况下,多种胰酶在胰腺内被激活,并大量溢出管壁及腺泡壁外,导致胰腺自身消化,引起水肿、出血、坏死等,而产生急性胰腺炎。

引起急性胰腺炎的病因甚多。常见病因为胆管疾病、酗酒。急性胰腺炎的各种致病相关因素(表 5—1)。

表 5—1　急性胰腺炎致病相关因素

梗阻因素	①胆管结石。②乏特氏壶腹或胰腺肿瘤。③寄生虫或肿瘤使乳头阻塞。④胰腺分离现象并伴副胰管梗阻。⑤胆总管囊肿。⑥壶腹周围的十二指肠憩室。⑦奥狄氏括约肌压力增高。⑧十二指肠樶梗阻毒素
毒素	①乙醇。②甲醇。③蝎毒。④有机磷杀虫剂
药物	①肯定有关(有重要试验报告)硫唑嘌呤/6－巯基嘌呤、丙戊酸、雌激素、四环素、灭滴灵、呋喃妥因、速尿、磺胺、甲基多巴、阿糖胞苷、甲氰咪胍。②不一定有关(无重要试验报告)噻嗪利尿剂、利尿酸、降糖灵、普鲁卡因酰胺、氯噻酮、L－门冬酰胺酶、醋氨酚
代谢因素	①高三酰甘油血症。②高钙血症
外伤因素	①创伤—腹部钝性伤。②医源性——手术后、内镜下括约肌切开术、奥狄氏括约肌测压术

续表

先天性因素	
感染因素	①寄生虫－蛔虫、华支睾吸虫。②病毒－流行性腮腺炎、甲型肝炎、乙型肝炎、柯萨奇 B 病毒、EB 病毒。③细菌－支原体、空肠弯曲菌
血管因素	①局部缺血－低灌性(如心脏手术)。②动脉粥样硬化性栓子。③血管炎－系统性胃狼疮、结节性多发性动脉炎、恶性高血压
其他因素	①穿透性消化性溃疡。②十二指肠克隆病。③妊娠有关因素。④儿科有关因素 Reye's 综合征,囊性纤维化特发性

（一）梗阻因素

胆石症常是老年人急性胰腺炎首次发作的原因,老年女性特别常见。一般认为是在胆石一过性阻塞胰管开口处或紧邻此开口处的胆总管时发生。如在胆石性胰腺炎发作后立即仔细收集和检查粪,常常可以找到胆结石。胆石症引起胰腺炎的机制尚不清楚。可能是乏特氏壶腹被胆石阻塞,引起胆汁反流入胰管,损伤胰腺实质。也有认为是胰管一过性梗阻而无胆汁反流。

有人认为副乳头的先天畸形和狭窄必然引起胰腺炎。奥狄氏括约肌压力增高是急性胰腺炎反复发作的原因之一,据此内镜下括约肌切开术治疗已获得良好效果。胰小管或壶腹周围的小肿瘤也能引起胰腺炎。

（二）毒素和药物因素

乙醇、甲醇、蝎毒和有机磷杀虫剂等均可引起急性胰腺炎。

药物诱发的胰腺炎通常与对药物的超敏有关而与剂量无关。其特点是在接触药物的第一个月内发生,通常病情轻且有自限性。与成人胰腺炎发病有关的药物最常见的是硫唑嘌呤及其类似物 6－巯基嘌呤。应用这类药物的个体中有 3%～5% 发生胰腺炎,引起儿童胰腺炎最常见的药物是丙戊酸。

（三）代谢因素

甘油三酯水平超过 11.3mmol/L 时,易发中至重度的急性胰腺炎。如其水平降至 5.65mmol/L 以下,反复发作次数可明显减少。各种原因引起的高钙血症亦易发生急性胰腺炎。

（四）外伤因素

胰腺的创伤或手术都可引起胰腺炎。内窥镜逆行胰胆管造影所致创伤也可引起胰腺炎,发生率为 1%～5%。

（五）先天性因素

胰腺炎的易感性呈常染色体显性遗传。临床特点是儿童或青年期起病,逐渐演变成慢性胰腺炎和胰功能不全。胰腺结石可显著。少数家族还合并有氨基酸尿症。

（六）感染因素

血管功能不全(低容量灌注,动脉粥样硬化)和血管炎可能因减少胰腺血流而引起或加重胰腺炎。

二、临床表现

急性胰腺炎的临床表现和病程,取决于其病因、病理类型和治疗是否及时。水肿型胰腺炎一般 3～5d 内症状即可消失,但常有反复发作。如症状持续一周以上,应警惕已演变为出血坏死型胰腺炎。出血坏死型胰腺炎亦可在一开始时即发生,呈暴发性经过。

(一)腹痛

为本病最主要表现,约见于 95% 急性胰腺炎病例,多数突然发作,常在饱餐和饮酒后发生。轻重不轻者上腹钝痛,患者常能忍受,重者呈腹绞痛、钻痛或刀割痛。疼痛常呈持续性伴阵发性加剧。疼痛的部位可因病变的部位不同而异,通常在上中腹部。如炎症以胰头部为主,疼痛常在右上腹及中上腹部;如炎症以胰体、尾部为主,常为中上腹及左上腹疼痛,并向腰背放射。疼痛在弯腰或起坐前倾时可减轻。病情轻者腹痛 3～5d 缓解;出血坏死型的病情发展较快,腹痛延续较长。由于渗出液扩散至腹腔,腹痛可弥漫至全腹。极少数患者尤其年老体弱者可无腹痛或极轻微痛。

腹肌常紧张,并可有反跳痛。但不像消化道穿孔时表现的肌强硬,如检查者将手紧贴于患者腹部,仍可能按压下去。有时按压腹部反可使腹痛减轻。腹痛发生的原因是胰管扩张;胰腺炎症、水肿;渗出物、出血或胰酶消化产物进入后腹膜腔,刺激腹腔神经丛;化学性腹膜炎;胆管和十二指肠痉挛及梗阻。

(二)恶心、呕吐

84% 的患者有频繁恶心和呕吐,常在进食后发生。呕吐物多为胃内容物,重者含胆汁甚至血样物。呕吐是机体对腹痛或胰腺炎症刺激的一种防御性反射。呕吐后,进入十二指肠的胃酸减少,从而减少胰泌素及缩胆素的释放,减少了胰液胰酶的分泌。

(三)发热

大多数患者有中度以上发热,少数可超过 39.0℃,一般持续 3～5d。发热系胰腺炎症或坏死产物进入血液循环,作用于中枢神经系统体温调节中枢所致。多数发热患者中找不到感染的证据,但如果高热不退强烈提示合并感染或并发胰腺脓肿。

(四)黄疸

黄疸可于发病后 1～2d 出现,常为暂时性阻塞性黄疸。黄疸的发生主要由于肿大的胰头部压迫了胆总管所致。合并存在的胆管病变如胆石症和胆管炎症亦是黄疸的常见原因。少数患者后期可因并发肝损害而引起肝细胞性黄疸。

(五)低血压及休克

出血坏死型胰腺炎常发生低血压和休克。患者烦躁不安,皮肤苍白、湿冷、呈花斑状,脉细弱,血压下降,少数可在发病后短期内猝死。发生休克的机制主要有以下几点:

(1)胰血管舒缓素原释放,被胰蛋白酶激活后致血浆中缓激肽生成增多。缓激肽可引起血管扩张,毛细血管通透性增加,使血压下降;

(2)血液和血浆渗出到腹腔或后腹膜腔,引起血容量不足,这种体液丧失量可达血容量的 30％。

(3)腹膜炎时大量体液流入腹腔或积聚于麻痹的肠腔内。

(4)呕吐丢失体液和电解质。

(5)坏死的胰腺释放心肌抑制因子使心肌收缩不良。

(6)少数患者并发肺栓塞、胃肠道出血。

(六)肠麻痹

肠麻痹是重型或出血坏死型胰腺炎的主要表现。初期,邻近胰腺的上腹部可见扩张的充气肠襻,后期则整个肠道均发生肠麻痹性梗阻。临床上以高度腹胀、肠鸣音消失为主要表现。肠麻痹可能是肠管对腹膜炎的一种反应。另外,炎症的直接作用,血管和循环的异常、低钠和低钾血症,肠壁神经丛的损害也是肠麻痹发生的重要促发因素。

(七)腹水

胰腺炎时常有少量腹水,由胰腺和腹膜在炎症过程中液体渗出或漏出所致。淋巴管受阻塞或不畅可能也起作用。偶尔出现大量的顽固性腹水,多由于假性囊肿中液体外漏引起。胰性腹水中淀粉酶含量甚高,以此可以与其他原因的腹水区别。

(八)胸膜炎

常见于严重病例,系腹腔内炎性渗出透过横膈微孔进入胸腔所引起的炎性反应。

(九)电解质紊乱

胰腺炎时,机体处于代谢紊乱状态,可以发生电解质平衡失调,血清钠、镁、钾常降低。特别是血钙降低,约见于 25％ 的病例,常低于 2.25mmol/L(9mg/dL),如低于 1.75mmol/L(7mg/dL)提示预后不良。血钙下降的原因是大量钙沉积于脂肪坏死区,同时胰高糖素分泌增加刺激,降钙素分泌,抑制了肾小管对钙的重吸收。

(十)皮下瘀血斑

出血坏死型胰腺炎,因血性渗出物透过腹膜后渗入皮下,可在肋腹部形成蓝绿－棕色血斑,称为 Grey－Turner 征;如在脐周围出现蓝色斑,称为 Cullen 征。此两种征象无早期诊断价值;但有确诊意义。

三、并发症

急性水肿型胰腺炎很少有并发症发生,而急性出血坏死型则常出现多种并发症。

(一)局部并发症

1. 胰脓肿形成

出血坏死型胰腺炎起病 2～3 周以后,如继发细菌感染,于胰腺内及其周围可有脓肿形成。检查局部有包块,全身感染中毒症状。

2. 胰假性囊肿

系由胰液和坏死组织在胰腺本身或其周围被包裹而成。常发生于出血坏死型胰腺炎起病后 3～4 周,多位于胰体尾部。囊肿可累及邻近组织,引起相应的压迫症状,如黄疸、门脉高压、肠梗阻、肾盂积水等。囊肿穿破可造成胰源性腹水。

3. 胰性腹膜炎

含有活性胰酶的渗出物进入腹腔,可引起化学性腹膜炎。腹腔内出现渗出性腹水。如继发感染,则可引起细菌性腹膜炎。

4. 其他

胰局部炎症和纤维素性渗出可累及周围脏器,引起脾周围炎、脾梗阻、脾粘连、结肠粘连(常见为脾曲综合征)、小肠坏死出血及肾周围炎。

（二）全身并发症

1. 败血症

常见于胰腺炎并发胰腺脓肿时,死亡率甚高。病原体大多数为革兰氏阴性杆菌,如大肠杆菌、产碱杆菌、产气杆菌、铜绿假单胞菌等。患者表现为持续高热,白细胞升高,以及明显的全身毒性症状。

2. 呼吸功能不全

因腹胀、腹痛,患者的膈运动受限,加之磷脂酶 A 和在该酶作用下生成的溶血卵磷脂对肺泡的损害,可发生肺炎、肺瘀血、肺水肿、肺不张和肺梗死,患者出现呼吸困难,血氧饱和度降低,严重者发生急性呼吸窘迫综合征。

3. 心律失常和心功能不全

因有效血容量减少和心肌抑制因子的释放,导致心肌缺血和损害,临床上表现为心律失常和急性心衰。

4. 急性肾衰

出血坏死型胰腺炎晚期,可因休克、严重感染、电解质紊乱和弥散性血管内凝血而发生急性肾衰。

5. 胰性脑病

出血坏死型胰腺炎时,大量活性蛋白水解酶、磷脂酶 A 进入脑内,损伤脑组织和血管,引起中枢神经系统损害综合征,称为胰性脑病。偶可引起脱髓鞘病变。患者可出现谵妄、意识模糊、昏迷、烦躁不安、抑郁、恐惧、妄想、幻觉、语言障碍、共济失调、震颤、反射亢进或消失及偏瘫等。脑电图可见异常。某些患者昏迷系并发糖尿病所致。

6. 消化道出血

可为上消化道或下消化道出血。上消化道出血主要为胃黏膜炎性糜烂或应激性溃疡,或因脾静脉阻塞引起食管静脉破裂。下消化道出血则由于结肠本身或结肠血管受累所致。近年来发现胰腺炎时可发生胃肠型微动脉瘤,瘤破裂后可引起大出血。

7. 糖尿病

约于 5%～35% 的患者在病程中出现糖尿病,常见于暴发性坏死型胰腺炎患者,系由 B 细胞遭到破坏,胰岛素分泌下降;A 细胞受刺激,胰高糖素分泌增加所致。严重病例可发生糖尿病酮症酸中毒和糖尿病昏迷。

8. 慢性胰腺炎

重症胰腺炎病例可因胰腺泡大量破坏而并发胰外分泌功能不全,演变成慢性胰腺炎。

9. 猝死

见于极少数病例,由胰腺－心脏性反应所致。

四、检查

实验室检查对胰腺炎的诊断具有决定性意义,一般对水肿型胰腺炎,检测血清淀粉酶和尿淀粉酶已足够,对出血坏死型胰腺炎,则需检查更多项目。

(一)淀粉酶测定

血清淀粉酶常于起病后 $2\sim6h$ 开始上升,$12\sim24h$ 达高峰。一般大于 500U。轻者 $24\sim72h$ 即可恢复正常,最迟不超过 $3\sim5d$。如血清淀粉酶持续增高达 1 周以上,常提示有胰管阻塞或假性囊肿等并发症。病情严重度与淀粉酶升高程度之间并不一致,出血坏死型胰腺炎,因胰腺泡广泛破坏,血清淀粉酶值可正常甚至低于正常。若无肾功能不良,则尿淀粉酶常明显增高,一般在血清淀粉酶增高后 2h 开始增高,维持时间较长,在血清淀粉酶恢复正常后仍可增高。尿淀粉酶下降缓慢,为时可达 $1\sim2$ 周,故适用于起病后较晚入院的患者。

胰淀粉酶分子量约 55000D,易通过肾小球。急性胰腺炎时胰腺释放胰血管舒缓素,体内产生大量激肽类物质,引起肾小球通透性增加,肾脏对胰淀粉酶清除率增加,而对肌酐清除率无改变。故淀粉酶,肌酐清除率比率(cam/ccr)测定可提高急性胰腺炎的诊断特异性。正常人 cam/ccr 为 $1.5\%\sim5.5\%$。平均为 $3.1\pm1.1\%$;急性胰腺炎为 $9.8\pm1.1\%$,胆总管结石时为 $3.2\pm0.3\%$。cam/ccr$>5.5\%$ 即可诊断急性胰腺炎。

(二)血清胰蛋白酶测定

应用放射免疫法测定,正常人及非胰病患者平均为 400ng/mL。急性胰腺炎时增高 $10\sim40$ 倍。因胰蛋白酶仅来自胰腺,故具特异性。

(三)血清脂肪酶测定

血清脂肪酶正常范围为 $0.2\sim1.5U$。急性胰腺炎时脂肪酶血中活性升高,常人于 1.7U。该酶在病程中升高较晚,且持续时间较长,达 $7\sim10d$,在淀粉酶恢复正常时,脂肪酶仍升高,故对起病后就诊较晚的急性胰腺炎病例有诊断价值。特别有助于与腮腺炎加以鉴别,后者无脂肪酶升高。

(四)血清正铁清蛋白(MHA)测定

腹腔内出血后,红细胞破坏释放的血红蛋白经脂肪酸和弹性蛋白酶作用,转变为正铁血红蛋白。正铁血红蛋白与清蛋白结合形成 MHA。出血坏死型胰腺炎起病 12h 后血中 MHA 即出现,而水肿型胰腺炎呈阴性,故可作该两型胰腺炎的鉴别。

(五)血清电解质测定

急性胰腺炎时血钙通常不低于 2.12mmol/L。血钙<1.75mmol/L 仅见于重症胰腺炎患者。低钙血症可持续至临床恢复后 4 周。如胰腺炎由高钙血症引起,则出现血钙升高。对任何胰腺炎发作期血钙正常的患者,在恢复期均应检查有无高钙血症存在。

(六)其他

测定 α_2 巨球蛋白、α_1 抗胰蛋白酶、磷脂酶 A_2、C－反应蛋白、胰蛋白酶原激活肽及粒细胞弹性蛋白酶等均有助于鉴别轻、重型急性胰腺炎,并能帮助病情判断。

五、护理

(一)休息

发作期绝对卧床休息,或取屈膝侧卧位等舒适体位,避免衣服过紧,剧痛而辗转不安者要防止坠床,保证睡眠,保持安静。

(二)输液

急性出血坏死型胰腺炎的抗休克和纠正酸碱平衡紊乱自入院始贯穿于整个病程中,护理上需经常、准确记录 24h 出入量,依据病情灵活调节补液速度,保证液体在规定的时间内输完,每日尿量应>500mL。必要时建立两条静脉通道。

(三)饮食

饮食治疗是综合治疗中的重要环节。近来临床中发现,少数胰腺炎患者往往在有效的治疗后,因饮食不当而加重病情,甚至危及生命。采用分期饮食新法则取得较满意效果。胰腺炎的分期饮食分为禁食、胰腺炎Ⅰ号、胰腺炎Ⅱ号、胰腺炎Ⅲ号、低脂饮食五期。

1. 禁食

绝对禁食可使胰腺安静休息,胰腺分泌减少至最低限度。患者需限制饮水,口渴者可含漱或湿润口唇。此期患者需静脉补充足够液体及电解质。禁食适用于胰腺炎的急性期,一般患者 2~3d,重症患者 5~7d。

2. 胰腺炎Ⅰ号饮食

该饮食内不含脂肪和蛋白质。主要食物有米汤、果子水、藕粉、每日 6 餐,每次约 100mL,每日热量约为 1.4kJ(334 卡),用于病情好转初期的试餐阶段。此期仍需给患者补充足够液体及电解质。Ⅰ号饮食适用于急性胰腺炎患者的康复初期,一般在病后 5~7d。

3. 胰腺炎Ⅱ号饮食

该饮食内含少量蛋白质,但不含脂肪。主要食物有小豆汤、果子水、藕粉、龙须面和少量鸡蛋清,每日 6 餐,每次约 200mL,每日热量约为 1.84kJ。此期可给患者补充少量液体及电解质。Ⅱ号饮食适用于急性胰腺炎患者的康复中期(病后 8~10d)及慢性胰腺炎患者。

4. 胰腺炎Ⅲ号饮食

该饮食内含有蛋白质和极少量脂类。主要食物有米粥、小豆汤、龙须面、菜末、鸡蛋清和豆油(5~10g/d),每日 5 餐,每次约 400mL,总热量约为 4.5kJ。Ⅲ号饮食适用于急、慢性胰腺炎患者康复后期,一般在病后 15d 左右。

5. 低脂饮食

该饮食内含有蛋白质和少量脂肪(约 30g),每日 4~5 餐,用于基本痊愈患者。

(四)营养

急性胰腺炎时,机体处于高分解代谢状态,代谢率可高于正常水平的 20%~25%,同时由于感染使大量血浆渗出。因此如无合理的营养支持,必将使患者的营养状况进一步恶化,降低机体抵抗力、延缓康复。

1. 全胃肠外营养(TPN)支持的护理

急性胰腺炎特别是急性出血坏死型胰腺炎患者的营养任务主要由 TPN 来承担。TPN 具有使消化道休息,减少胰腺分泌,减轻疼痛,补充体内营养不良,刺激免疫机制,促进胰外漏自发愈合等优点。近来更有代谢调理学说认为通过营养支持供给机体所需的能源和氮源,同时使用药物或生物制剂调理体内代谢反应,可降低分解代谢,共同达到减少机体蛋白质的分解,保存器官结构和功能的目的。应用 TPN 时需严密监护,最初数日每 6h 检查血糖、尿糖,每 1～2d 检测血钾、钠、氯、钙、磷;定期检测肝、肾功能;准确记录 24h 出入量;经常巡视,保持输液速度恒定,不突然更换无糖溶液;每日或隔日检查导管、消毒插管处皮肤,更换无菌敷料,防止发生感染。一旦发生感染要立即拔管,尖端部分常规送细菌培养。TPN 支持一般经过 2 周左右的时间,逐渐过渡到肠道营养(EN)支持。

2. EN 支持的护理

EN 即从空肠造口管中滴入要素饮食,混合奶、鱼汤、菜汤、果汁等多种营养。

EN 护理上要求:

(1)应用不能过早,一定待胃肠功能恢复、肛门排气后使用。

(2)EN 开始前 3d,每 6h 监测尿糖 1 次,每日监测血糖、电解质、酸碱度、血红蛋白、肝功能,病情稳定后改为每周 2 次。

(3)营养液浓度从 5% 开始渐增加到 25%,多以 20% 以下的浓度为宜。现配现用,4℃下保存。

(4)营养液滴速由慢到快,从 40mL/h(15～20 滴/min)逐渐增加到 100～120mL/h。由于小肠有规律性蠕动,当蠕动波近造瘘管时可使局部压力增高,甚至发生滴入液体逆流,因此在滴入过程中要随时调节滴速。

(5)滴入空肠的溶液温度要恒定在 40℃ 左右,因肠管对温度非常敏感,故需将滴入管用温水槽或热水袋加温,如果应用不当很容易发生腹胀、恶心、呕吐、腹痛、腹泻等症状。

(6)灌注时取半卧位,滴注时床头升高 45°,注意电解质补充,不足的部分可用温盐水代替。

3. 口服饮食的护理

经过 3～4 周的 EN 支持,此时患者进入恢复阶段,食欲增加,护理上要指导患者订好食谱,少吃多餐,食物要多样化,告诫患者切不可暴饮暴食增加胰腺负担,防止再次诱发急性胰腺炎。

(五)胃肠减压

抽吸胃内容和胃内气体可减少胰腺分泌。防止呕吐。虽本疗法对轻-中度急性胰腺炎无明显疗效,但对并发麻痹性肠梗阻的严重病例,胃肠减压是不可缺少的治疗措施。减压同时可向胃管内间歇注入氢氧化铝凝胶等碱性药物中和胃酸,间接抑制胰腺分泌。腹痛基本缓解后即可停止胃肠减压。

（六）药物治疗的护理

1. 镇痛解痉

予阿托品、654-2、普鲁苯辛、可待因、水杨酸、异丙嗪、哌替啶等及时对症处理减轻患者痛苦。据报道静脉滴注硫酸镁有一定镇痛效果。禁单用吗啡止痛，因其可引起奥狄括约肌痉挛加重疼痛。抗胆碱能药亦不宜长期使用。

2. 预防感染

轻症急性水肿型胰腺炎通常无须使用抗生素。出血坏死型易并发感染，应使用足量有效抗生素。处理时应按医嘱正确使用抗生素，合理安排输注顺序，保证体内有效浓度，保持患者体表清洁，尤其应注意口腔及会阴部清洁，出汗多时应尽快擦干并及时更换衣、裤等。

3. 抑制胰腺分泌

抗胆碱能药物、制酸剂、H_2 受体拮抗剂、胰岛素与胰高糖素联合应用、生长抑素、降钙素、缩胆囊素受体拮抗剂（丙谷胺）等均有抑制胰腺分泌作用。使用时注意抗胆碱能药不能用于有肠麻痹者及老年人，H_2 受体拮抗剂可有皮肤过敏。

4. 抗胰酶药物

早期应用抗胰酶药物可防止向重型转化和缩短病程。常用药有 FOY、micaclid、胞磷胆碱、6-氨基己酸等。使用前二者时应控制速度，药液不可溢出血管外，注意测血压，观察有无皮疹发生。对有精神障碍者慎用胞磷胆碱。

5. 胰酶替代治疗

慢性胰功能不全者需长期用胰浸膏。每餐前服用效佳。注意观察少数患者可出现过敏和叶酸水平下降。

（七）心理护理

对急性发作患者应予以充分的安慰，帮助患者减轻或去除疼痛加重的因素。由于疼痛持续时间长，患者常有不安和郁闷而主诉增多，护理时应以耐心的态度对待患者的痛苦和不安情绪，耐心听取其诉说，尽量理解其心理状态。采用松弛疗法，皮肤刺激疗法等方法减轻疼痛。对禁食等各项治疗处理方法及重要意义向患者充分解释，关心、支持和照顾患者，使其情绪稳定、配合治疗，促进病情好转。

第二节　病毒性肝炎

一、甲型病毒性肝炎

甲型病毒性肝炎旧称流行性黄疸或传染性肝炎，早在 8 世纪就有记载。目前全世界有 40 亿人口受到该病的威胁。近年对其病原学和诊断技术等方面的研究进展较大，并已成功研制出甲型肝炎病毒减毒活疫苗和灭活疫苗，可有效控制甲型肝炎的流行。

（一）病因

甲型肝炎传染源是患者和亚临床感染者。潜伏期后期及黄疸出现前数日传染性最强,黄疸出现后2周粪便仍可能排出病毒,但传染性已明显减弱。本病无慢性甲肝病毒(HAV)携带者。

(二)诊断要点

甲型病毒性肝炎主要依据流行病学资料、临床特点、常规实验室检查和特异性血清学诊断。流行病学资料应参考当地甲型肝炎流行疫情,病前有无肝炎患者密切接触史及个人、集体饮食卫生状况。急性黄疸型病例黄疸期诊断不难。在黄疸前期获得诊断称为早期诊断,此期表现似"感冒"或"急性胃肠炎",如尿色变为深黄色应疑及本病。急性无黄疸型及亚临床型病例不易早期发现,诊断主要依赖肝功能检查。根据特异性血清学检查可做出病因学诊断。凡慢性肝炎和重型肝炎,一般不考虑甲型肝炎的诊断。

1. 分型

甲型肝炎潜伏期为2~6周,平均4周,临床分为急性黄疸型(AIH)、急性无黄疸型和亚临床型。

(1)急性黄疸型:

1)黄疸前期:急性起病,多有畏寒发热,体温38℃左右,全身乏力,食欲缺乏,厌油、恶心、呕吐,上腹部饱胀不适或腹泻。少数病例以上呼吸道感染症状为主要表现,偶见荨麻疹,继之尿色加深。本期一般持续5~7日。

2)黄疸期:热退后出现黄疸,可见皮肤巩膜不同程度黄染。肝区隐痛,肝大,触之有充实感,伴有叩痛和压痛,尿色进一步加深。黄疸出现后全身及消化道症状减轻,否则可能发生重症化,但重症化者罕见。本期持续2~6周。

3)恢复期:黄疸逐渐消退,症状逐渐消失,肝脏逐渐回缩至正常,肝功能逐渐恢复。本期持续2~4周。

(2)急性无黄疸型:起病较缓慢,除无黄疸外,其他临床表现与黄疸型相似,症状一般较轻。多在3个月内恢复。

(3)亚临床型:部分患者无明显临床症状,但肝功能有轻度异常。

(4)急性淤胆型:本型实为黄疸型肝炎的一种特殊形式,特点是肝内胆汁淤积性黄疸持续较久,消化道症状轻,肝实质损害不明显。而黄疸很深,多有皮肤瘙痒及粪色变浅,预后良好。

2. 实验室检查

(1)常规检查:外周血白细胞总数正常或偏低,淋巴细胞相对增多,偶见异型淋巴细胞,一般不超过10%,这可能是淋巴细胞受病毒抗原刺激后发生的母细胞转化现象。黄疸前期末尿胆原及尿胆红素开始呈阳性反应,是早期诊断的重要依据。血清丙氨酸氨基转移酶(ALT)于黄疸前期早期开始升高,血清肌红素在黄疸前期末开始升高。血清ALT高峰在血清胆红素高峰之前,一般在黄疸消退后一至数周恢复正常。急性黄疸型血浆球蛋白常见轻度升高,但随病情恢复而逐渐恢复。急性无黄疸型和亚临床型病例肝功能改变以单项ALT轻中度升高为特点。急性淤胆型病例血清胆红素显著升高而ALT仅轻度升高,两者形成明显反差,同时伴有血清ALP及

GGT 明显升高。

（2）特异性血清学检查：特异性血清学检查是确诊甲型肝炎的主要指标。血清 IgM 型甲型肝炎病毒抗体（抗－HAV－IgM）于发病数日即可检出，黄疸期达到高峰，一般持续 2～4 个月，以后逐渐下降乃至消失。目前临床上主要用酶联免疫吸附法（ELISA）检查血清抗－HAV－IgM，以作为早期诊断甲型肝炎的特异性指标。血清抗－HAV－IgM 出现于病程恢复期，较持久，甚至终生阳性，是获得免疫力的标志，一般用于流行病学调查。新近报道应用线性多抗原肽包被进行 ELISA 检测 HAV 感染，其敏感性和特异性分别高于 90％和 95％。

（三）鉴别要点

本病需与药物性肝炎、传染性单核细胞增多症、钩端螺旋体病、急性结石性胆管炎、原发性胆汁性肝硬化、妊娠期肝内胆汁淤积症、胆总管梗阻、妊娠急性脂肪肝等鉴别。其他如血吸虫病、肝吸虫病、肝结核、脂肪肝、肝瘀血及原发性肝癌等均可有肝大或 ALT 升高，鉴别诊断时应加以考虑。与乙型、丙型、丁型及戊型病毒型肝炎急性期鉴别除参考流行病学特点及输血史等资料外，主要依据血清抗－HAV－IgM 的检测。

（四）规范化治疗

急性期应强调卧床休息，给予清淡而营养丰富的饮食，外加充足的 B 族维生素及维生素 C。进食过少及呕吐者，应每日静脉滴注 10％的葡萄糖液 1000～1500mL，酌情加入能量合剂及 10％氯化钾。热重者可服用茵陈蒿汤、栀子柏皮汤加减；湿重者可服用茵陈胃苓汤加减；湿热并重者宜用茵陈蒿汤和胃苓汤合方加减；肝气郁结者可用逍遥散；脾虚湿困者可用平胃散。

二、乙型病毒性肝炎

慢性乙型病毒性肝炎是由乙型肝炎病毒感染致肝脏发生炎症及肝细胞坏死，持续 6 个月以上而病毒仍未被清除的疾病。我国是慢性乙型病毒性肝炎的高发区，人群中约有 9.09％为乙型肝炎病毒携带者。该疾病呈慢性进行性发展，间有反复急性发作，可演变为肝硬化、肝癌或肝功能衰竭等，严重危害人民健康，故对该疾病的早发现、早诊断、早治疗很重要。

（一）病因

1. 传染源

传染源主要是有 HBVDNA 复制的急、慢性患者和无症状慢性 HBV 携带者。

2. 传播途径

主要通过血清及日常密切接触而传播。血液传播途径除输血及血制品外，可通过注射，刺伤，共用牙刷、剃刀及外科器械等方式传播，经微量血液也可传播。由于患者唾液、精液、初乳、汗液、血性分泌物均可检出 HBsAg，故密切的生活接触可能是重要传播途径。所谓"密切生活接触"可能是由于微小创伤所致的一种特殊经血传播形式，而非消化道或呼吸道传播。另一种重要的传播方式是母－婴传播（垂直传播）。生于 HBsAg/HBeAg 阳性母亲的婴儿，HBV 感染率高达 95％，大部分在分娩过程中感染,低于 10%～20% 可能为宫内感染。因此,医源性或非医源性经血液传播,是本病的传播途径。

3. 易感人群

感染后患者对同一 HBsAg 亚型 HBV 可获得持久免疫力。但对其他亚型免疫力不完全,偶可再感染其他亚型,故极少数患者血清抗－HBs(某一亚型感染后)和 HBsAg(另一亚型再感染)可同时阳性。

(二)诊断要点

急性肝炎病程超过半年,或原有乙型病毒性肝炎或 HBsAg 携带史,本次又因同一病原再次出现肝炎症状、体征及肝功能异常者可以诊断为慢性乙型病毒性肝炎。发病日期不明或虽无肝炎病史,但肝组织病理学检查符合慢性乙型病毒性肝炎,或根据症状、体征、化验及 B 超检查综合分析,亦可做出相应诊断。

1. 分型

据 HBeAg 可分为 2 型。

(1)HBeAg 阳性慢性乙型病毒性肝炎:血清 HBsAg、HBVDNA 和 HBeAg 阳性,抗－HBe 阴性,血清 ALT 持续或反复升高,或肝组织学检查有肝炎病变。

(2)HBeAg 阴性慢性乙型病毒性肝炎:血清 HBsAg 和 HBVDNA 阳性,HBeAg 持续阴性,抗－HBe 阳性或阴性,血清 ALT 持续或反复异常,或肝组织学检查有肝炎病变。

2. 分度

根据生化学试验及其他临床和辅助检查结果,可进一步分 3 度。

(1)轻度:临床症状、体征轻微或缺如,肝功能指标仅 1 或 2 项轻度异常。

(2)中度:症状、体征、实验室检查居于轻度和重度之间。

(3)重度:有明显或持续的肝炎症状,如乏力、食欲缺乏、尿黄、便溏等,伴有肝病面容、肝掌、蜘蛛痣、脾大,并排除其他原因,且无门静脉高压症者。实验室检查血清 ALT 和(或)AST 反复或持续升高,清蛋白降低或 A/G 比值异常,球蛋白明显升高。除前述条件外,凡清蛋白不超过 32g/L,胆红素大于 5 倍正常值上限,凝血酶原活动度为 40%～60%,胆碱酯酶低于 2500U/L,4 项检测中有 1 项达上述程度者即可诊断为重度慢性肝炎。

3. B 超检查结果可供慢性乙型病毒性肝炎诊断参考

(1)轻度:B 超检查肝脾无明显异常改变。

(2)中度:B 超检查可见肝内回声增粗肝脏和(或)脾脏轻度肿大,肝内管道(主要指肝静脉)走行多清晰,门静脉和脾静脉内径无增宽。

(3)重度:B 超检查可见肝内回声明显增粗,分布不均匀;肝表面欠光滑,边缘变钝;肝内管道走行欠清晰或轻度狭窄、扭曲;门静脉和脾静脉内径增宽;脾大;胆囊有时可见"双层征"。

4. 组织病理学诊断

包括病因(根据血清或肝组织的肝炎病毒学检测结果确定病因)、病变程度及分级分期结果。

（三）鉴别要点

本病应与慢性丙型病毒性肝炎、嗜肝病毒感染所致肝损害、酒精性及非酒精性肝炎、药物性肝炎、自身免疫性肝炎、肝硬化、肝癌等鉴别。

（四）规范化治疗

1. 治疗的总体目标

最大限度地长期抑制或消除乙肝病毒，减轻肝细胞炎症坏死及肝纤维化，延缓和阻止疾病进展，减少和防止肝脏失代偿、肝硬化、肝癌及其并发症的发生，从而改善生活质量和延长存活时间。主要包括抗病毒、免疫调节、抗炎保肝、抗纤维化和对症治疗，其中抗病毒治疗是关键，只要有适应证，且条件允许，就应进行规范的抗病毒治疗。

2. 抗病毒治疗的一般适应证

（1）HBVDNA$>2\times10^4$U/mL（HBeAg 阴性者为不低于 2×10^3U/mL）。

（2）ALT$>2\times$ULN；如用干扰素治疗，ALT 应不高于 $10\times$ULN，血总胆红素水平应低于 $2\times$ULN。

（3）如 ALT$<2\times$ULN，但肝组织学显示 KnodellHAI>4，或$>G_2$。

具有（1）并有（2）或（3）的患者应进行抗病毒治疗；对达不到上述治疗标准者，应监测病情变化，如持续 HBVDNA 阳性，且 ALT 异常，也应考虑抗病毒治疗。ULN 为正常参考值上限。

3. HBeAg 阳性慢性乙型肝炎患者

对于 HBVDNA 定量不低于 2×10^4U/mL，ALT 水平不低于 $2\times$ULN 者，或 ALT$<2\times$ULN，但肝组织学显示 KnodellHAI>4，或$>G_2$ 炎症坏死者，应进行抗病毒治疗。可根据具体情况和患者的意愿，选用 IFN$-\alpha$，ALT 水平应低于 $10\times$ULN，或核苷（酸）类似物治疗。对 HBVDNA 阳性但低于 2×10^4U/mL 者，经监测病情 3 个月，HBVDNA 仍未转阴，且 ALT 异常，则应抗病毒治疗。

（1）普通 IFN$-\alpha$：5MU（可根据患者的耐受情况适当调整剂量），每周 3 次或隔日 1 次，皮下或肌内注射，一般疗程为 6 个月。如有应答，为提高疗效亦可延长疗程至 1 年或更长。应注意剂量及疗程的个体化。如治疗 6 个月无应答者，可改用其他抗病毒药物。

（2）聚乙二醇干扰素 $\alpha-2a$：180μg，每周 1 次，皮下注射，疗程 1 年。剂量应根据患者耐受性等因素决定。

（3）拉米夫定：100mg，每日 1 次，口服。治疗 1 年时，如 HBVDNA 检测不到（PCR 法）或低于检测下限、ALT 复常、HBeAg 转阴但未出现抗$-$HBe 者，建议继续用药直至 HBeAg 血清学转归，经监测 2 次（每次至少间隔 6 个月）仍保持不变者可以停药，但停药后需密切监测肝脏生化学和病毒学指标。

（4）阿德福韦酯：10mg，每日 1 次，口服。疗程可参照拉米夫定。

（5）恩替卡韦：0.5mg（对拉米夫定耐药患者 1mg），每日 1 次，口服。疗程可参照拉米夫定。

4. HBeAg 阴性慢性乙型肝炎患者

HBVDNA 定量不低于 $2 \times 10^3 U/mL$，ALT 水平不低于 $2 \times ULN$ 者，或 ALT＜ $2ULN$，但肝组织学检查显示 KnodellHAI＞4，或 G_2 炎症坏死者，应进行抗病毒治疗。由于难以确定治疗终点，因此，应治疗至检测不出 HBVDNA（PCR 法），ALT 复常。此类患者复发率高，疗程宜长，至少为 1 年。

因需要较长期治疗，最好选用 IFN－α（ALT 水平应低于 $10 \times ULN$）或阿德福韦酯或恩替卡韦等耐药发生率低的核苷（酸）类似物治疗。对达不到上述推荐治疗标准者，则应监测病情变化，如持续 HBVDNA 阳性，且 ALT 异常，也应考虑抗病毒治疗。

（1）普通 IFN－α：5MU，每周 3 次或隔日 1 次，皮下或肌内注射，疗程至少 1 年。

（2）聚乙二醇干扰素 α－2a：180μg，每周 1 次，皮下注射，疗程至少 1 年。

（3）阿德福韦酯：10mg，每日 1 次，口服，疗程至少 1 年。当监测 3 次（每次至少间隔 6 个月）HBVDNA 检测不到（PCR 法）或低于检测下限和 ALT 正常时可以停药。

（4）拉米夫定：100mg，每日 1 次，口服，疗程至少 1 年。治疗终点同阿德福韦酯。

（5）恩替卡韦：0.5mg（对拉米夫定耐药患者 1mg），每日 1 次，口服。疗程可参照阿德福韦酯。

5. 应用化疗和免疫抑制剂治疗的患者

对于因其他疾病而接受化疗、免疫抑制剂（特别是肾上腺糖皮质激素＞治疗的HBsAg 阳性者，即使 HBVDNA 阴性和 ALT 正常，也应在治疗前 1 周开始服用拉米夫定，每日 100mg，化疗和免疫抑制剂治疗停止后，应根据患者病情决定拉米夫定停药时间。对拉米夫定耐药者，可改用其他已批准的能治疗耐药变异的核苷（酸）类似物。核苷（酸）类似物停用后可出现复发，甚至病情恶化，应十分注意。

6. 其他特殊情况的处理

（1）经过规范的普通 IFN－α 治疗无应答患者，再次应用普通 IFN－α 治疗的疗效很低。可试用聚乙二醇干扰素 α－2a 或核苷（酸）类似物治疗。

（2）强化治疗指在治疗初始阶段每日应用普通 IFN－α，连续 2～3 周后改为隔日 1 次或每周 3 次的治疗。目前对此疗法意见不一，因此不予推荐。

（3）应用核苷（酸）类似物发生耐药突变后的治疗，拉米夫定治疗期间可发生耐药突变，出现"反弹"，建议加用其他已批准的能治疗耐药变异的核苷（酸）类似物，并重叠 1～3 个月或根据 HBVDNA 检测阴性后撤换拉米夫定，也可使用 IFN－α（建议重叠用药 1～3 个月）。

（4）停用核苷（酸）类似物后复发者的治疗，如停药前无拉米夫定耐药，可再用拉米夫定治疗，或其他核苷（酸）类似物治疗。如无禁忌证，亦可用 IFN－α 治疗。

7. 儿童患者间隔

12 岁以上慢性乙型病毒性肝炎患儿，其普通 IFN－α 治疗的适应证、疗效及安全性与成人相似，剂量为 $3 \sim 6\mu U/m^2$，最大剂量不超过 $10\mu U/m^2$。在知情同意的基础上，也可按成人的剂量和疗程用拉米夫定治疗。

三、丙型病毒性肝炎

慢性丙型病毒性肝炎是一种主要经血液传播的疾病,是由丙型肝炎病毒(HCV)感染导致的慢性传染病。慢性 HCV 感染可导致肝脏慢性炎症坏死,部分患者可发展为肝硬化甚至肝细胞癌(HCC),严重危害人民健康,已成为严重的社会和公共卫生问题。

(一)病因

1. 传染源

主要为急、慢性患者和慢性 HCV 携带者。

2. 传播途径

与乙型肝炎相同,主要有以下 3 种。

(1)通过输血或血制品传播:由于 HCV 感染者病毒血症水平低,所以输血和血制品(输 HCV 数量较多)是最主要的传播途径。经初步调查,输血后非甲非乙型肝炎患者血清丙型肝炎抗体(抗－HCV)阳性率高达80%以上,已成为大多数(80%～90%)输血后肝炎的原因。但供血员血清抗－HCV 阳性率较低,欧美各国为 0.35%～1.4%,故目前公认,反复输入多个供血员血液或血制品者更易发生丙型肝炎,输血 3次以上者感染 HCV 的危险性增高 2～6 倍。国内曾因单采血浆回输血细胞时污染,造成丙型肝炎暴发流行,经 2 年以上随访,血清抗－HCV 阳性率达到 100%。1989年国外综合资料表明,抗－HCV 阳性率在输血后非甲非乙型肝炎患者为 85%,血源性凝血因子治疗的血友病患者为 60%～70%,静脉药瘾患者为 50%～70%。

(2)通过非输血途径传播:丙型肝炎亦多见于非输血人群,主要通过反复注射、针刺、含 HCV 血液反复污染皮肤黏膜隐性伤口及性接触等其他密切接触方式而传播。这是世界各国广泛存在的散发性丙型肝炎的传播途径。

(3)母婴传播:要准确评估 HCV 垂直传播很困难,因为在新生儿中所检测到的抗－HCV 实际可能来源于母体(被动传递)。检测 HCVRNA 提示,HGV 有可能由母体传播给新生儿。

3. 易感人群

对 HCV 无免疫力者普遍易感。在西方国家,除反复输血者外,静脉药瘾者、同性恋等混乱性接触者及血液透析患者丙型肝炎发病率较高。本病可发生于任何年龄,一般儿童和青少年 HCV 感染率较低,中、青年次之。男性 HCV 感染率大于女性。HCV 多见于 16 岁以上人群。HCV 感染恢复后血清抗体水平低,免疫保护能力弱,有再次感染 HCV 的可能性。

(二)诊断要点

1. 诊断依据

HCV 感染超过 6 个月,或发病日期不明、无肝炎史,但肝脏组织病理学检查符合慢性肝炎,或根据症状、体征、实验室及影像学检查结果综合分析,做出诊断。

2. 病变程度判定

慢性肝炎按炎症活动度(G)可分为轻、中、重 3 度,并应标明分期(S)。

(1)轻度慢性肝炎(包括原慢性迁延性肝炎及轻型慢性活动性肝炎):$G_{1\sim2}$,$S_{0\sim2}$。

1)肝细胞变性,点、灶状坏死或凋亡小体。

2)汇管区有(无)炎症细胞浸润、扩大,有或无局限性碎屑坏死(界面肝炎)。

3)小叶结构完整。

(2)中度慢性肝炎(相当于原中型慢性活动性肝炎):G_3,$S_{1\sim3}$。

1)汇管区炎症明显,伴中度碎屑坏死。

2)小叶内炎症严重,融合坏死或伴少数桥接坏死。

3)纤维间隔形成,小叶结构大部分保存。

(3)重度慢性肝炎(相当于原重型慢性活动性肝炎):G_4,$S_{2\sim4}$。

1)汇管区炎症严重或伴重度碎屑坏死。

2)桥接坏死累及多数小叶。

3)大量纤维间隔,小叶结构紊乱,或形成早期肝硬化。

3. 组织病理学诊断

包括病因(根据血清或肝组织的肝炎病毒学检测结果确定病因)、病变程度及分级分期结果,如病毒性肝炎,丙型,慢性,中度,G_3/S_4。

(三)鉴别要点

本病应与慢性乙型病毒性肝炎、药物性肝炎、酒精性肝炎、非酒精性肝炎、自身免疫性肝炎、病毒感染所致肝损害、肝硬化、肝癌等鉴别。

(四)规范化治疗

1. 抗病毒治疗的目的

清除或持续抑制体内的 HCV,以改善或减轻肝损害,阻止进展为肝硬化、肝衰竭或 HCC,并提高患者的生活质量。治疗前应进行 HCVRNA 基因分型(1 型和非 1型)和血中 HCVRNA 定量,以决定抗病毒治疗的疗程和利巴韦林的剂量。

2. HCVRNA 基因为 1 型或 HCVRNA 定量不低于 4×10^5U/mL 者

可选用下列方案之一。

(1)聚乙二醇干扰素 a 联合利巴韦林治疗方案:聚乙二醇干扰素 α－2a180μg,每周 1 次,皮下注射,联合口服利巴韦林 1000mg/d,至 12 周时检测 HCVRNA。

1)如 HCVRNA 下降幅度少于 2 个对数级,则考虑停药。

2)如 HCVRNA 定性检测为阴转,或低于定量法的最低检测限。继续治疗至 48 周。

3)如 HCVRNA 未转阴,但下降超过 2 个对数级,则继续治疗到 24 周。如 24 周时 HCVRNA 转阴,可继续治疗到 48 周;如果 24 周时仍未转阴,则停药观察。

(2)普通 IFN－α 联合利巴韦林治疗方案:IFN－α3～5MU,隔日 1 次,肌内或皮下注射,联合口服利巴韦林 1000mg/d,建议治疗 48 周。

(3)不能耐受利巴韦林不良反应者的治疗方案:可单用普通 IFN－α 复合 IFN 或PEG－IFN,方法同上。

3. HCVRNA 基因为非 1 型或 HCVRNA 定量小于 4×10^5U/mL 者

可采用以下治疗方案之一。

(1)聚乙二醇干扰素·联合利巴韦林治疗方案:聚乙二醇干扰素 α－2a180μg,每周1 次,皮下注射,联合应用利巴韦林 800mg/d,治疗 24 周。

(2)普通 IFN－α 联合利巴韦林治疗方案:IFN－α3mU,每周 3 次,肌内或皮下注射,联合应用利巴韦林 800~1000mg/d,治疗 24~48 周。

(3)不能耐受利巴韦林不良反应者的治疗方案:可单用普通 IFN－α 或聚乙二醇干扰素 α。

四、丁型病毒性肝炎

丁型病毒型肝炎是由于丁型肝炎病毒(HDV)与 HBV 共同感染引起的以肝细胞损害为主的传染病,呈世界性分布,易使肝炎慢性化和重型化。

(一)病因

HDV 感染呈全球性分布。意大利是 HDV 感染的发现地。地中海沿岸、中东地区、非洲和南美洲亚马孙河流域是 HDV 感染的高流行区。HDV 感染在地方性高发区的持久流行,是由 HDV 在 HBsAg 携带者之间不断传播所致。除南欧为地方性高流行区之外,其他发达国家 HDV 感染率一般只占 HBsAg 携带者的 5% 以下。发展中国家 HBsAg 携带者较高,有引起 HDV 感染传播的基础。我国各地 HBsAg 阳性者中 HDV 感染率为 0~32%,北方偏低,南方较高。活动性乙型慢性肝炎和重型肝炎患者 HDV 感染率明显高于无症状慢性 HBsAg 携带者。

1. 传染源

主要是急、慢性丁型肝炎患者和 HDV 携带者。

2. 传播途径

输血或血制品是传播 HDV 的最重要途径之一。其他包括经注射和针刺传播,日常生活密切接触传播,以及围生期传播等。我国 HDV 传播方式以生活密切接触为主。

3. 易感人群

HDV 感染分两种类型:

(1)HDV/HBV 同时感染,感染对象是正常人群或未接受 HBV 感染的人群。

(2)HDV/HBV 重叠感染,感染对象是已受 HBV 感染的人群,包括无症状慢性HBsAg 携带者和乙型肝炎患者,他们体内含有 HBV 及 HBsAg,一旦感染 HDV,极有利于 HDV 的复制,所以这一类人群对 HDV 的易感性更强。

(二)诊断要点

我国是 HBV 感染高发区,应随时警惕 HDV 感染。HDV 与 HBV 同时感染所致急性丁型肝炎,仅凭临床资料不能确定病因。凡无症状慢性 HBsAg 携带者突然出现急性肝炎样症状、重型肝炎样表现或迅速向慢性肝炎发展者,以及慢性乙型肝炎病情突然恶化而陷入肝衰竭者,均应想到 HDV 重叠感染,及时进行特异性检查,以明确病因。

1. 临床表现

HDV 感染一般只与 HBV 感染同时发生或继发于 HBV 感染者中,故其临床表现部分取决于 HBV 感染状态。

（1）HDV 与 HBV 同时感染（急性丁型肝炎）：潜伏期为 6～12 周，其临床表现与急性自限性乙型肝炎类似，多数为急性黄疸型肝炎。在病程中可先后发生两次肝功能损害，即血清胆红素和转氨酶出现两个高峰。整个病程较短，HDV 感染常随 HBV 感染终止而终止，预后良好，很少向重型肝炎、慢性肝炎或无症状慢性 HDV 携带者发展。

（2）HDV 与 HBV 重叠感染：潜伏期为 3～4 周。其临床表现轻重悬殊，复杂多样。

1）急性肝炎样丁型肝炎：在无症状慢性 HBsAg 携带者基础上重叠感染 HDV 后，最常见的临床表现形式是急性肝炎样发作，有时病情较重，血清转氨酶持续升高达数月之久，或血清胆红素及转氨酶升高呈双峰曲线。在 HDV 感染期间，血清 HBsAg 水平常下降，甚至转阴，有时可使 HBsAg 携带状态结束。

2）慢性丁型肝炎：无症状慢性 HBsAg 携带者重叠感染 HDV 后，更容易发展成慢性肝炎。慢性化后发展为肝硬化的进程较快。早期认为丁型肝炎不易转化为肝癌，近年来在病理诊断为原发性肝癌的患者中，HDV 标志阳性者可达 11％～22％，故丁型肝炎与原发性肝癌的关系不容忽视。

（3）重型丁型肝炎：在无症状慢性 HBsAg 携带者基础上重叠感染 HDV 时，颇易发展成急性或亚急性重型肝炎。在"急性重型肝炎"中，HDV 感染标志阳性率高达 21％～60％，认为 HDV 感染是促成大块肝坏死的一个重要因素。按国内诊断标准，这些"急性重型肝炎"应包括急性和亚急性重型肝炎。HDV 重叠感染易使原有慢性乙型肝炎病情加重。如有些慢性乙型肝炎患者，病情本来相对稳定或进展缓慢，血清 HDV 标志转阳，临床状况可突然恶化，继而发生肝衰竭，甚至死亡，颇似慢性重型肝炎，这种情况国内相当多见。

2. 实验室检查

近年丁型肝炎的特异诊断方法日臻完善，从受检者血清中检测到 HDAg 或 HDVRNA，或从血清中检测抗－HDV，均为确诊依据。

（三）鉴别要点

应注意与慢性重型乙型病毒型肝炎相鉴别。

（四）规范化治疗

丁型病毒性肝炎以护肝对症治疗为主。近年研究表明，IFN－α 可能抑制 HDVRNA 复制，经治疗后，可使部分病例血清 DHVRNA 转阴，所用剂量宜大，疗程宜长。目前 IFN－α 是唯一可供选择的治疗慢性丁型肝炎的药物，但其疗效有限。IFN－α900 万 U。每周 3 次，或者每日 500 万 U，疗程 1 年，能使 40％～70％的患者血清中 HDVRNA 消失，但是抑制 HDV 复制的作用很短暂，停止治疗后 60％～97％的患者复发。

五、戊型病毒性肝炎

戊型病毒型肝炎原称肠道传播的非甲非乙型肝炎或流行性非甲非乙型肝炎，其流行病学特点及临床表现颇像甲型肝炎，但两者的病因完全不同。

（一）病因

戊型肝炎流行最早发现于印度，开始疑为甲型肝炎，但回顾性血清学分析，证明既非甲型肝炎,也非乙型肝炎。本病流行地域广泛,在发展中国家以流行为主,发达国家以散发为主。其流行特点与甲型肝炎相似,传染源是戊型肝炎患者和阴性感染患者,经粪－口传播。潜伏期末和急性期初传染性最强。流行规律大体分两种:一种为长期流行,常持续数月,可长达 20 个月,多由水源不断污染所致;另一种为短期流行,约 1 周即止,多为水源一次性污染引起。与甲型肝炎相比,本病发病年龄偏大,16～35 岁者占 75%,平均 27 岁。孕妇易感性较高。

(二)诊断要点

流行病学资料、临床特点和常规实验室检查仅作临床诊断参考,特异血清病原学检查是确诊依据,同时排除 HAV、HBV、HCV 感染。

1. 临床表现

本病潜伏期 15～75 日,平均约 6 周。绝大多数为急性病例,包括急性黄疸型和急性无黄疸型肝炎,两者比例约为 1:13。临床表现与甲型肝炎相似,但其黄疸前期较长,症状较重。除淤胆型病例外,黄疸常于一周内消退。戊型肝炎胆汁淤积症状(如灰浅色大便、全身瘙痒等)较甲型肝炎为重,大约 20% 的急性戊型肝炎患者会发展成淤胆型肝炎。部分患者有关节疼痛。

2. 实验室检查

用戊型肝炎患者急性期血清 IgM 型抗体建立 ELISA 法,可用于检测拟诊患者粪便内的 HEAg,此抗原在黄疸出现第 14～18 日的粪便中较易检出,但阳性率不高。用荧光素标记戊型肝炎恢复期血清 IgG,以实验动物 HEAg 阳性肝组织作抗原片,进行荧光抗体阻断实验,可用于检测血清戊型肝炎抗体(抗－HEV),阳性率 50%～100%。但本法不适用于临床常规检查。

用重组抗原或合成肽原建立 ELISA 法检测血清抗－HEV,已在国内普遍开展,敏感性和特异性均较满意。用本法检测血清抗－HEV－IgM,对诊断现症戊型肝炎更有价值。

(三)鉴别要点

应注意与 HAV、HBV、HCV 相鉴别。

(四)规范化治疗

急性期应强调卧床休息,给予清淡而营养丰富的饮食,外加充足的 B 族维生素及维生素 C。

HEVORF2 结构蛋白可用于研制有效疫苗,并能对 HEV 株提供交叉保护。HEVORF2 蛋白具有较好的免疫原性,用其免疫猕猴能避免动物发生戊型肝炎和HEV 感染。该疫苗正在研制,安全性和有效性正在评估。

六、护理措施

(1)甲、戊型肝炎进行消化道隔离;急性乙型肝炎进行血液(体液)隔离至 HBsAg转阴;慢性乙型和丙型肝炎患者应分别按病毒携带者管理。

(2)向患者及家属说明休息是肝炎治疗的重要措施。重型肝炎、急性肝炎、慢性活动期应卧床休息;慢性肝炎病情好转后,体力活动以不感疲劳为度。

（3）急性期患者宜进食清淡、易消化的饮食，蛋白质以营养价值高的动物蛋白为主 1.0～1.5g/(kg·d)；慢性肝炎患者宜进高蛋白、高热量、高维生素易消化饮食，蛋白质 1.5～2.0g/(kg·d)；重症肝炎患者宜低脂、低盐、易消化饮食，有肝性脑病先兆者应限制蛋白质摄入，蛋白质摄入小于 0.5g/(kg·d)；合并腹水、少尿者，钠摄入限制在 0.5g/d。

（4）各型肝炎患者均应戒烟和禁饮酒。

（5）皮肤瘙痒者及时修剪指甲，避免搔抓，防止皮肤破损。

（6）应向患者解释注射干扰素后可出现发热、头痛、全身酸痛等"流感样综合征"，体温常随药物剂量增大而增高，不良反应随治疗次数增加而逐渐减轻。发热时多饮水、休息，必要时按医嘱对症处理。

（7）密切观察有无皮肤瘀点、牙龈出血、便血等出血倾向；观察有无性格改变、计算力减退、嗜睡、烦躁等肝性脑病的早期表现。如有异常及时报告医师。

（8）让患者家属了解肝病患者易生气、易急躁的特点，对患者要多加宽容理解；护理人员多与患者热情、友好交谈沟通，缓解患者焦虑、悲观、抑郁等心理问题；向患者说明保持豁达、乐观的心情对于肝脏疾病的重要性。

七、应急措施

（一）消化道出血

（1）立即取平卧位，头偏向一侧，保持呼吸道通畅，防止窒息。

（2）通知医生，建立静脉液路。

（3）合血、吸氧、备好急救药品及器械，准确记录出血量。

（4）监测生命体征的变化，观察有无四肢湿冷、面色苍白等休克体征的出现，如有异常，及时报告医师并配合抢救。

（二）肝性脑病

（1）如有烦躁，做好保护性措施，必要时给予约束，防止患者自伤或伤及他人。

（2）昏迷者，平卧位，头偏向一侧，保持呼吸道通畅。

（3）吸氧，密切观察神志和生命体征的变化，定时翻身。

（4）遵医嘱给予准确及时的治疗。

八、健康教育

（1）宣传各类型病毒性肝炎的发病及传播知识，重视预防接种的重要性。

（2）对于急性肝炎患者要强调彻底治疗的重要性及早期隔离的必要性。

（3）慢性患者、病毒携带者及家属采取适当的家庭隔离措施，对家中密切接触者鼓励尽早进行预防接种。

（4）应用抗病毒药物者必须在医师的指导、监督下进行，不得擅自加量或停药，并定期检查肝功能和血常规。

（5）慢性肝炎患者出院后避免过度劳累、酗酒、不合理用药等，避免反复发作，并定期监测肝功能。

（6）对于乙肝病毒携带者禁止献血和从事饮食、水管、托幼等工作。

第三节　胃癌

胃癌是起源于胃上皮的恶性肿瘤,是我国最常见的恶性肿瘤之一,居消化道肿瘤死亡原因的首位,在所有肿瘤中居第二位。其发病率在不同年龄间、各国家地区和种族间有较大差异。一般而言,有色人种比白种人易患本病。日本、智利、俄罗斯和冰岛为高发区,而北美、西欧、澳大利亚和新西兰发病率较低。我国的发病率亦较高,尤以西北地区发病率最高,中南和西南地区则较低。全国平均每年病死率约为 16/10 万。本病男性居多,男女之比约为 2∶1。高发年龄为 55～70 岁。

一、病因

胃癌的病因迄今尚未完全阐明,一般认为其产生与以下因素有关:

(一)饮食与环境因素

不同国家和地区发病率的明显差异,说明本病与环境因素有关。流行病学研究结果表明,长期食用霉变粮食、霉制食品、咸菜、烟熏和腌制鱼肉以及高盐食品,可增加胃癌发生的危险性。烟熏和腌制食品中含高浓度的硝酸盐,后者可在胃内受细菌硝酸盐还原酶的作用形成亚硝酸盐,再与胺结合形成致癌的亚硝胺。高盐饮食致胃癌危险性增加的机制尚不清楚,可能与高浓度盐造成胃黏膜损伤使黏膜易感性增加而协同致癌作用有关。

(二)幽门螺杆菌感染

大量流行病学资料提示 Hp 是胃癌发病的危险因素,已在实验室中成功地用 Hp 直接诱发蒙古沙鼠发生胃癌。其主要原因是 HP 分泌的毒素使胃黏膜病变,自活动性浅表性炎症发展为萎缩,肠化与不典型增生,在此基础上易发生癌变。此外,HP 还是一种硝酸盐还原剂,具有催化亚硝化作用而起致癌作用。

(三)遗传因素

从胃癌发病具有家族聚集倾向和可发生于同卵同胞的现象,认为其发生与遗传密切相关。许多学者认为遗传素质使致癌物质对易感者更易致癌。

(四)癌前病变

易恶变的全身性或局部疾病或状态称为癌前病变。胃癌的癌前病变有:

(1)慢性萎缩性胃炎。

(2)腺瘤型胃息肉,息肉大于 2cm 者。

(3)残胃炎,特别是行 Bill−rothⅡ式胃切除术后者。

(4)恶性贫血胃体黏膜有显著萎缩者。

(5)少数胃溃疡患者。

二、临床表现

(一)症状

(1)早期胃癌:早期多无症状,部分患者可出现非特异性消化不良症状。

(2)进展期胃癌:上腹痛为最早出现的症状,可急可缓,开始仅有上腹饱胀不适,餐后加重。继之有隐痛不适,偶呈节律性溃疡样疼痛,最后逐渐加重不能缓解。患者同时有胃食欲缺乏,体重进行性下降。胃壁受累时可有易饱感;贲门癌累及食管下端时可出现吞咽困难;胃窦癌引起幽门梗阻时出现严重恶心、呕吐;黑便或呕血常见于溃疡型胃癌。转移至身体其他脏器可出现相应的症状,如转移至骨骼时,可有全身骨骼剧痛;向胰腺转移,则会出现持续性上腹痛并放射至背部等。

（二）体征

早期胃癌多无明显体征。进展期胃癌主要体征为腹部肿块,多位于上腹部偏右,呈坚实可移动结节状,有压痛。肝脏转移可出现肝大、并扪及坚硬结节,常伴黄疸。腹膜转移时可发生腹腔积液,出现移动性浊音。远处淋巴结转移时可在左锁骨上内侧触到质硬而固定的淋巴结,称为 Virchow 淋巴结。直肠指诊时在直肠膀胱间凹陷可触及一架板样肿块。此外,某些胃癌患者可出现伴癌综合征,包括反复发作性血栓性静脉炎、黑棘皮病(皮肤皱褶处有色素沉着,尤其在两腋)和皮肌炎等,可有相应的体征,有时可在胃癌被察觉前出现。

（三）并发症

可并发胃出血、贲门或幽门梗阻、穿孔等。

三、辅助检查

（一）血常规检查

多数患者有缺铁性贫血。

（二）大便隐血实验

呈持续阳性,是胃癌普查时的筛选实验。

（三）胃镜检查

内镜直视下可观察病变部位,性质,并取黏膜做活组织检查,是目前最可靠的诊断手段。

（四）X 线钡餐检查

主要表现为充盈缺损、边缘欠规则或腔内龛影、胃壁僵直失去蠕动。

（五）胃液分析

进展期胃癌呈无酸或低胃酸分泌,但低胃酸分泌与正常人重叠,故已不列为常规检查。

四、诊断要点

确诊主要依赖 X 线钡餐检查及胃镜和活组织检查。早期确诊是根治胃癌的重要条件,有下列现象者应及早或定期进行胃镜检查:

(1)40 岁以上患者,尤其是男性,近期出现消化不良,或突然出现呕血或黑粪者。

(2)拟诊为良性溃疡,但五肽促胃液素刺激实验仍缺乏胃酸者。

(3)慢性萎缩性胃炎伴肠化及不典型增生者。

(4)胃溃疡经内科治疗 2 个月,X 线检查显示溃疡反而增大者。

(5)X 线检查胃息肉＞2cm 者。

(6)胃切除术后 15 年以上,应每年定期随访。

五、治疗要点

(一)手术治疗

是目前唯一有可能根治胃癌的方法。治疗效果取决于胃癌的病期、癌肿侵袭深度和扩散范围。对早期胃癌,一般首选胃部分切除术,如已有局部淋巴结转移,则应同时予以清扫。对进展期患者,如无远处转移,应尽可能手术切除。

(二)化学治疗

应用抗肿瘤药物辅助手术治疗,在术前、术中及术后使用,以抑制癌细胞的扩散和杀伤残存的癌细胞,从而提高手术效果。联合化疗亦可用于晚期胃癌不能施行手术者。常用药物有氟尿嘧啶(5-FU)、丝裂霉素(MMC)、替加氟(FT-207)、阿霉素(ADM)等。

(三)内镜下治疗

对早期胃癌可在电镜下用电灼、激光或微波作局部灼除,中、晚期胃癌不能手术者,亦可在内镜下局部注射抗肿瘤药、无水乙醇或免疫增强药等治疗。

(四)支持治疗

应用高能量静脉营养疗法以增强患者的体质,使其能耐受手术和化疗;使用免疫增强药如卡介苗、左旋咪唑等,提高患者的免疫力;配合应用中药扶正治疗等。

六、护理诊断

(一)疼痛

与癌细胞浸润有关。

(二)营养失调:低于机体需要量

与胃癌造成吞咽困难、消化吸收障碍等有关;与使用化疗药物有关。

(三)有感染的危险

与化疗致白细胞减少,免疫功能降低有关。

(四)预感性悲哀

与患者预感疾病的预后有关。

(五)活动无耐力

与疼痛及患者机体消耗有关。

(六)自我形象紊乱

与化疗致脱发有关。

(七)有液体不足的危险

与幽门梗阻致严重恶心、呕吐有关。

(八)知识缺乏

缺乏有关胃癌的防治知识。

七、护理措施

(一)观察疼痛特点

注意评估疼痛的性质、部位,是否伴有严重的恶心和呕吐、吞咽困难、呕血及黑粪等症状。如出现剧烈腹痛和腹膜刺激征,应考虑发生穿孔的可能性,及时协助医师进行有关检查或手术治疗。

（二）疼痛的护理

1. 药物止痛

遵医嘱给予相应的止痛药,目前治疗癌性疼痛的主要药物:

（1）非麻醉性镇痛药,如阿司匹林、吲哚美辛、对乙酰氨基酚等。

（2）弱麻醉性镇痛药,如可卡因、布桂嗪等。

（3）强麻醉性镇痛药,如吗啡、哌替啶等。

（4）辅助性镇痛药,如地西泮、异丙嗪、氯丙嗪等。给药时应遵循 WHO 推荐的三阶梯疗法,即选用镇痛药必须从弱到强。

2. 患者自控镇痛（PCA）

该方法是用计算机化的注射泵,经由静脉、皮下或椎管内注射药物,以输注止痛药,患者可自行间歇性给药。

（三）饮食护理

让患者了解充足的营养支持对机体恢复有重要作用,对能进食者鼓励其尽可能进食易消化、营养丰富的流质或半流质饮食。提供清洁的进食环境,并注意变换食物的色、香、味,增进患者的食欲。

（四）静脉营养支持

对贲门癌有吞咽困难者和中、晚期患者应按医嘱静脉输注高营养物质,以维持机体代谢需要。幽门梗阻时,可行胃肠减压,同时遵医嘱静脉补充液体。

（五）营养监测

定期测量体重,监测血清蛋白和血红蛋白等营养指标。

（六）使用化疗药的护理

遵医嘱进行化学治疗,以抑制和杀伤癌细胞。并向患者说明不良反应,使其有一定的思想准备。严密观察血常规变化。保护静脉,减少局部刺激。

（七）给予心理支持

消除悲观情绪。

八、健康教育

（1）开展卫生宣教,提倡多食富含维生素 C 的新鲜水果、蔬菜,多食肉类、鱼类、豆制品和乳制品。避免高盐饮食,少进咸菜、烟熏和腌制食品。粮食储存要科学,不食霉变食物。

（2）有癌前病变者,应定期检查,以便早期诊断及治疗。

（2）指导患者保持乐观态度,稳定情绪,以积极的心态面对疾病,运用适当的心理防卫机制。

（4）坚持体育锻炼,增强机体抵抗力。注意个人卫生,特别是体质衰弱者,应做好口腔、皮肤黏膜的护理,防止继发性感染。

（5）定期复诊,以监测病情变化和及时调整治疗方案。

第六章　呼吸系统急危重症护理

第一节　大咯血

一、概述

咯血是指声门以下呼吸道或肺组织出血,经喉、口腔咯出。大咯血是指一次咯血量超过 200mL,或 24h 内咯血量超过 500mL 以上者。依据血液来源于呼吸系统可诊断为咯血,通常以大于 500mL/24h 称为大咯血。大于 200mL/24h 称为较大量咯血。对咯血量的估计应结合患者体征,如面色、脉搏、呼吸、血压等,凡咯血威胁患者生命,均可视为"大咯血"。咯血患者中,大咯血者所占比例不足 5%,病死率却高达 7%～32%。绝大多数死于咯血后窒息,因此应给予及时治疗。

二、病因

(一)支气管疾病

1. 支气管扩张

炎症及支气管壁弹性纤维破坏,形成假性动脉瘤,破裂后可引起大咯血。

2. 支气管肺癌

早期多为小量咯血,晚期癌细胞侵蚀较大血管可引起大咯血。

3. 支气管结核

结核病灶侵蚀黏膜下血管破裂出血,但大咯血较少见。

(二)肺部疾病

1. 肺结核

慢性纤维空洞型肺结核形成假性动脉瘤破裂形成大咯血。

2. 肺脓肿

脓肿壁血管破裂可引起大咯血。

3. 肺炎

炎症病灶毛细血管渗透性增高可引起少量咯血。

4. 其他

肺吸虫病、肺瘀血、恶性肿瘤肺转移、肺囊肿及肺血管瘤破裂等。

(三)心血管疾病

(1)风湿性心脏病二尖瓣狭窄:左心房扩大超过代偿极限,左心房内压增高,肺循环瘀血而致咯血或痰中带血。

(2)左心衰竭:肺循环瘀血引起咯血。

(3)肺动脉瘘。

（四）全身性疾病

1. 急性传染病

肺出血性钩端螺旋体病、流行性出血热等。

2. 血液病

白血病、血友病、血小板减少性紫癜等。

3. 肾脏疾病

慢性肾衰竭、尿毒症等。

4. 结缔组织疾病

系统性红斑狼疮、结节性动脉炎。

（五）外伤

如胸部外伤、肋骨骨折、枪弹伤、肺部外伤、异物伤等。

（六）其他

（1）肺出血、肾病综合征、替代性月经等原因及机制不明的咯血。

（2）特发性咯血：经 X 线支气管碘剂造影剂及痰液检查未能发现引起的咯血的原发病，占咯血的 10%～20%。

三、病理

肺脏血液供应来自肺动脉和支气管动脉。肺动脉内压力较低，仅为主动脉压力的 1/6 左右，但血管床丰富，血流量大，全身血液约 97% 流经肺动脉进行气体交换，因而肺动脉出血的机会较多。因此压力较高，破裂后可引起大量出血。咯血的机制主要有下面几种：

（一）血管通透性增加

由于肺部感染、中毒或血管栓塞时，病原体及其他代谢物可对微血管产生直接损害。或通过血管活性物质的作用使血管通透性增加，红细胞自扩张的微血管内皮细胞间隙进入肺泡而造成小量咯血。

（二）血管壁侵蚀、破裂

肺部慢性感染使血管壁弹性纤维受损，局部形成小动脉血管瘤，在剧烈咳嗽时血管瘤破裂而大量出血，常造成窒息、突然死亡。此种血管瘤多见于空洞性肺结核。

（三）肺血管内压力增高

风湿性心脏病、二尖瓣狭窄、肺动脉高压等情况下，肺血管内压力增高，可造成血液外渗或小血管破裂而引起咯血。

（四）出、凝血功能障碍

常见于血小板减少性紫癜等血液病。凝血因子缺陷或凝血过程障碍及血管收缩不良等因素，在全身性出血倾向的基础上也可以出现咯血。

（五）机械性损失、外伤、肺结核钙化灶或支气管结石

血管的机械性损伤可引起咯血。

四、临床表现

(一)症状

可出现胸闷、气急、咽痒、咳嗽等先兆。如果出血量多,患者常伴烦躁、神色紧张、胸闷气急、发绀。严重的咯血可造成失血性休克或窒息。

(二)体征

咯血开始时患侧肺野呼吸音常减弱、粗糙或出现湿啰音,健侧肺野呼吸音多正常。局限于较大支气管部位的哮鸣音,多提示有致该处支气管不完全阻塞的疾病存在。

五、辅助检查

(一)胸部 X 线、CT 检查

可诊断肺部实质病变。

(二)纤维支气管镜检查

可确定出血部位、出血原因、清除分泌物、积血及取活组织检查。

(三)痰液检查

进行痰液细菌培养和药物敏感试验以确定致病菌。

(四)血液检查

血常规、出凝血时间、血细胞比容等检查以判断咯血原因、贫血程度及感染等。

(五)其他

心电图、超声波、支气管造影及多普勒等检查有助于明确诊断。

六、治疗

大咯血的救治原则:及时迅速止血、保持呼吸道通畅及维持患者生命。

(一)一般治疗

(1)大咯血患者应绝对卧床休息,取患侧卧位或平卧位,头偏向一侧,可减少出血量及避免血液流向健侧肺内或堵塞气管造成窒息。

(2)密切注意体温、脉搏、呼吸、血压等病情变化,记录咯血量。

(3)通畅气道,鼓励患者,如口服可待因,对年老体弱、肺功能不全者应防止呼吸抑制而引起窒息。

(4)精神紧张、恐惧不安者必要时可用少量镇静剂。

(5)随时做好大咯血和窒息的各项抢救准备,呼吸困难者给予氧气吸入 4~6L/min。

(二)止血治疗

1. 止血药的应用

(1)垂体后叶素:能收缩肺小动脉,使肺内血流减少,肺循环压力降低,从而有利于肺血管破裂处血凝块的形成而止血。该药物有强烈的血管收缩作用,作用迅速,止血效果明显,是大咯血治疗的常用和首选药物。高血压、心力衰竭患者和孕妇禁用。

(2)酚妥拉明:通过直接扩张血管平滑肌,降低肺动脉压而止血,同时使体循环血管阻力降低,回心血量减少,肺内血液分流到四肢及内脏循环当中,造成肺动脉和支气管动脉压力降低,达到止血的目的。

(3)一般止血药

1)6－氨基己酸:抑制纤溶酶原激活为纤溶酶,从而抑制纤维蛋白溶解。

2)酚磺乙胺:增强血小板和毛细血管功能。

3)维生素 K:促进肝脏合成凝血酶原,促进凝血。

2. 药物治疗无效与气管镜止血

经药物治疗无效者可考虑通过纤维支气管镜清除积血并止血。冷盐水灌洗:4℃冷盐水 500mL 加用肾上腺素 5mg,分次注入出血肺段,停留 1min 后吸出。其主要机制是冰生理盐水灌洗使局部血管收缩,血流减慢,从而促进了凝血。

3. 支气管动脉栓塞

对不宜手术而保守治疗无效、致命性大咯血者有重要意义。方法是由股动脉插管先行支气管动脉造影,确定出血部位,确认动脉导管已进入需栓塞的动脉口,注入抗生素,然后用吸收性明胶海绵、聚四氟乙烯或金属卷子进行动脉栓塞。

4. 内科治疗无效与手术治疗

用于经内科综合治疗无效或有窒息危险的大咯血,可行急诊外科手术治疗,以挽救患者生命。手术时机可选择在咯血的间歇期为好。

(1)适应证:肺部病变引起的大咯血,咯血量＞600mL/12h;一次性咯血量≥200mL 并在 24h 内反复发生;可能引起的气道阻塞和窒息。

(2)禁忌证:肺功能不全;全身状态较差;肺癌晚期出血,两肺病变广泛;凝血功能障碍。

(三)咯血窒息的处理

咯血窒息常是引起患者死亡的主要原因,应注意判断抢救。

1. 主因

(1)短时间内不能将血全部咯出。

(2)支气管被堵塞或狭窄。

(3)肺部有严重疾病或心功能不全。

(4)患者精神过度紧张,血块刺激喉、支气管引起痉挛。

(5)患者过度虚弱或用镇静药、镇咳药过量。

2. 突发情况与判断

(1)突然胸闷、烦躁不安、端坐呼吸、气促、发绀、咯血不通畅、血块暗红。

(2)突然呼吸困难,显著的痰鸣音,神志不清,大咯血停止,口唇、指甲青紫。

(3)突然咯血终止,从鼻腔、口腔流出少量暗红色血液。吸气时呈三凹征。张口目呆,面色苍白,呼吸减弱或消失。

只要患者出现上述症状时,就应首先考虑窒息。

3. 急救原则是保持呼吸道通畅并及时供氧

(1)体位引流:立即将患者平卧,头偏向一侧或使患者俯卧,头低足高位,进行体位引流,轻叩背部以利于血液流出。

(2)清除积血:神志不清、牙关紧闭者,应用压舌板或开口器打开口腔,用吸引器吸出积血,必要时行气管插管或气管切开,术后经支气管镜止血、清理积血及分泌物,保持呼吸道通畅。

(3)氧气吸入:给予高流量氧气吸入(5~6L/min),如自主呼吸减弱或停止,立即机械通气,给予呼吸兴奋剂。

(4)对症治疗:窒息解除后,应进行纠正酸中毒、补充血容量、控制休克、治疗原发病等治疗措施。

七、护理措施

(一)一般护理

1. 环境

保持病室安静、清洁、舒适、空气新鲜,温湿度适宜。避免感冒,防止剧烈咳嗽,以免诱发咯血。

2. 卧位

大咯血患者绝对卧床,取患侧卧位,可减少患侧活动度,既防止病灶向健侧扩散,同时又有利于健侧肺的通气。尽量减少搬动患者,以减少肺活动度。

3. 饮食

大咯血时暂禁食,咯血停止后给以温凉的流质饮食,每次适宜量为150~200mL。避免浓茶、咖啡等刺激性饮料,避免引起肺血管扩张的各种因素如饭菜过热、饮酒。恢复期给予高热量、高维生素、高蛋白质、高铁质饮食,补充机体消耗,纠正贫血。

(二)基础护理(窒息并发症的预防)

1. 专人护理

安排专人护理并安慰患者。保持口腔清洁、舒适,咯血后为患者漱口,擦净血迹,防止因口咽部异味刺激引起剧烈咳嗽而诱发再次咯血。及时清理患者咯出的血块及污染的衣物、被褥,有助于稳定情绪,增加安全感,避免因精神过度紧张而加重病情。

2. 保持呼吸道通畅

咯血时嘱患者不要屏气,以免诱发喉头痉挛,使血液引流不畅形成血块,导致窒息。

3. 窒息的抢救

对于大咯血的患者,应在床边备好急救器械,一旦患者出现咯血窒息现象,应取头低脚高45°俯卧位,面部侧向一边,轻叩背部,迅速排出气道和口咽部中的血块,必要时用吸痰管进行机械吸引,并给予高浓度吸氧。做好气管插管或气管切开的准备与配合工作,以解除呼吸道阻塞。

(三)专科护理(病情观察)

大咯血者需要密切观察病情,定时监测生命体征。咯血伴休克的患者,应注意保温;高热患者应降温止血。观察有无咯血窒息的先兆。若在咯血过程中,患者突然胸闷、挣扎坐起,继而气促发绀、牙关紧闭和神志不清,说明患者将面临咯血窒息的危险,应迅速清除口腔内血块,轻叩背部,这样有利于血块咯出而解除险情,同时做好抢救准备。

(四)心理护理

大咯血患者多伴有恐惧、紧张等不良情绪,护理人员应及时安慰患者,进行放松疗法,分散患者注意力,让患者意识到大咯血时保持镇静是关键,否则会加重出血,耐心讲解咯血的病因及诱因。向患者介绍一些治疗咯血成功的事例,说明咯血与疾病的严重程度不呈正相关,帮助患者树立战胜疾病的信心。

(五)安全护理(用药安全护理)

(1)垂体后叶素:该药物有强烈的血管收缩作用,高血压、心力衰竭患者和孕妇禁用。静脉给药时滴速勿过快,以免引起恶心、便意、心悸、面色苍白等不良反应。

(2)对于年老体弱、肺功能不全者应用镇咳药和镇静剂后,注意观察呼吸中枢和咳嗽反射受抑制情况,以早期发现因呼吸抑制导致的呼吸衰竭和使血块不能咯出而发生窒息。

八、健康教育

(1)通过宣教使患者具备一些防止咯血窒息的相关知识和自护能力,向患者和家属介绍咯血窒息的早期征象,若一旦发生窒息,可在其背后两手沿着肋弓下缘环抱上腹部,呈冲击式压迫上腹部,使膈肌上升,增加腹内压,同时令患者咳嗽将气管内血凝块咳出。

(2)避免过重体力劳动及剧烈运动。

(3)提高患者的自我保护意识,特别是在秋冬季节,积极预防上呼吸道感染,及时添加衣物防止着凉,房间定时开窗通风,保持室内空气清新。

(4)加强锻炼,以增加机体抗病能力。

(5)保持大便通畅,鼓励多食水果,有便秘者可用缓泻剂,避免用力排便而发生再次出血。

(6)积极治疗原发病。

第二节　重症哮喘

一、概述

重症支气管哮喘,简称重症哮喘,也称难治性哮喘,是指哮喘急性发作持续 24h 或 24h 以上,经常规治疗症状无法缓解,或哮喘呈暴发性发作,发作开始后短时间内进入危重状态。

二、病因

重症哮喘形成的原因很多,发生机制也较为复杂,哮喘患者发展成为重症哮喘的原因往往是多方面的。目前已基本明确的病因主要有以下几点:

(一)变应原或其他致喘因素持续存在

哮喘是由于支气管黏膜感受器在特定的刺激下发生的速发相及迟发相反应而引

起的支气管痉挛、气道炎症和气道高反应性,造成的呼吸道狭窄所致的疾病。如果患者持续吸入或接触变应原或其他致喘因子(包括呼吸道感染),可导致支气管平滑肌的持续痉挛和进行性加重的气道炎症,上皮细胞剥脱并损伤黏膜,使黏膜充血水肿、黏液大量分泌甚至形成黏液栓,加上气道平滑肌极度痉挛,可严重阻塞呼吸道,引起哮喘持续状态而难以缓解。

(二)β_2 受体激动药的应用不当和(或)抗感染治疗不充分

目前已证实,哮喘是一种气道炎症性疾病,因此抗炎药物已被推荐为治疗哮喘的第一线药物。然而,临床上许多哮喘患者长期以支气管扩张剂为主要治疗方案,抗感染治疗不充分或抗感染治疗药物使用不当,导致气道变态反应性炎症未能有效控制,使气道炎症日趋严重,气道高反应性加剧,哮喘病情日益恶化。而且长期盲目地大量应用 β_2 激动药,可使 β_2 受体发生下调,导致其"失敏"。在这种情况下突然停止用药可造成气道反应性显著增高,从而诱发危重哮喘。

(三)脱水、电解质紊乱和酸中毒

哮喘发作时,患者出汗多和张口呼吸使呼吸道丢失水分增多;吸氧治疗时,加温湿化不足;氨茶碱等强心、利尿药使尿量相对增加;患者呼吸困难,饮水较少等也是致病因素。因此,哮喘发作的患者常存在不同程度的脱水。因而造成组织脱水,痰液黏稠,形成无法咳出的黏液痰栓,广泛阻塞中小气道,加重呼吸困难,导致通气功能障碍,形成低氧血症和高碳酸血症。同时,由于缺氧、进食少,体内酸性代谢产物增多,可合并代谢性酸中毒。在酸中毒情况下,气道对许多平喘药的反应性降低,进一步加重哮喘病情。

(四)突然停用激素,引起"反跳现象"

某些患者因对一般平喘药无效或因医生治疗不当,长期反复应用糖皮质激素,使机体产生依赖性或耐受性,一旦某种原因如缺药、手术、妊娠、消化道出血、糖尿病或治疗失误等导致突然停用糖皮质激素,可使哮喘不能控制并加剧。

(五)情绪过分紧张

患者对病情的担忧和恐惧一方面可通过皮层和自主神经反射加重支气管痉挛和呼吸困难;另一方面昼夜不眠,可使患者体力不支;此外,临床医师和家属的精神情绪也会影响患者,促使哮喘病情进一步恶化。

(六)理化因素和因子的影响

有些报道发现一些理化因素如气温、湿度、气压、空气离子等,对某些哮喘患者可产生不同程度的影响,但迄今为止机制不清楚。有人认为气候因素能影响人体的神经系统、内分泌功能、体液中的 pH 值、钾与钙的平衡及免疫机制等。空气中阳离子过量也可使血液中钾与钙起变化,导致支气管平滑肌收缩。

(七)有严重并发症或伴发症

如并发气胸、纵隔气肿或伴发心源性哮喘发作、肾衰竭、肺栓塞或血管内血栓形成等均可使哮喘症状加重。

三、病理

哮喘的发病机制尚未阐明,多认为与变态反应、气道炎症、气道反应性增高及神经等因素的相互作用密切相关。

（一）变态反应

当变应原进入具有过敏体质的机体后,通过巨噬细胞和 T 淋巴细胞的传递,可刺激机体的 B 细胞合成特异性 IgE,并结合于肥大细胞和嗜碱性粒细胞表面的高亲和性的 IgE 受体。若过敏源再次进入体内,可与肥大细胞和嗜碱性粒细胞表面的 IgE 交联,从而促发细胞内一系列反应,使该细胞合成并释放多种活性介质导致平滑肌收缩、黏液分泌增加、血管通透性增高和炎症细胞浸润等。炎症细胞在介质的作用下又可分泌多种介质,使气道病变加重,炎症浸润增加,产生哮喘的临床症状。根据过敏源吸入后哮喘发生的时间,可分为速发型哮喘反应(IAR)、迟发型哮喘反应(LAR)和双相型哮喘反应(OAR)。IAR 几乎在吸入过敏源的同时立即发生反应,15～30mm 达高峰,2h 后逐渐恢复正常,属于Ⅰ型变态反应。LAR 约 6h 发病,持续时间长,可达数天。而且临床症状重,常呈持续性哮喘表现,肺功能损害严重而持久。LAR 的发病机制较复杂,与 IgE 介导的肥大细胞脱颗粒有关,主要是气道炎症反应所致。现在认为哮喘是一种涉及多种炎症细胞相互作用、许多介质和细胞因子参与的一种慢性气道炎症疾病。

（二）气道炎症

气道慢性炎症被认为是哮喘的基本病理改变和反复发作的主要病理生理机制。不管哪一种类型的哮喘,哪一期的哮喘,都表现为以肥大细胞,嗜酸性粒细胞和 T 细胞为主的多种炎症细胞在气道的浸润和聚集。这些细胞相互作用可以分泌出数十种炎症介质和细胞因子。这些介质、细胞因子与炎症细胞互相作用构成复杂的网络,相互作用和影响,使气道炎症持续存在。当机体遇到诱发因素时,这些炎症细胞能够释放多种炎症介质和细胞因子,引起气道平滑肌收缩,黏液分泌增加,血浆渗出和黏膜水肿。已知多种细胞,如肥大细胞、嗜酸性粒细胞、中性粒细胞、上皮细胞、巨噬细胞和内皮细胞等都可产生炎症介质。主要的介质有组胺、前列腺素(PG)、白三烯(LT)、血小板活化因子(PAF)、嗜酸性粒细胞趋化因子(ECF－A)、中性粒细胞趋化因子(NCF－A)、主要碱基蛋白(MBP)、嗜酸性粒细胞阳离子蛋白(ECP)、内皮素－1(ET－1)、黏附因子(AMs)等。总之,哮喘的气道慢性炎症是由多种炎症细胞、炎症介质和细胞因子参与的过程,它们相互作用形成恶性循环,使气道炎症持续存在。其相互关系十分复杂,有待进一步研究。

（三）气道高反应性(AHR)

表现为气道对各种刺激因子出现过强或过早的收缩反应,是哮喘患者发生发展的另一个重要因素。目前普遍认为气道炎症是导致气道高反应性的重要机制之一。气道上皮损伤和上皮内神经的调控等因素亦参与了 AHR 的发病过程。当气道受到变应原或其他刺激时,可使多种炎症细胞释放炎症介质和细胞因子,神经轴索反射使副交感神经兴奋性增加,神经肽的释放增强,这些都与 AHR 的发病过程有关。AHR 为支气管哮喘患者的共同病理生理特征,然而出现 AHR 者并非都是支气管哮喘,如长期吸烟、接触臭氧、病毒性上呼吸道感染、慢性阻塞性肺疾病(COPD)等也可出现

AHR。从临床角度上来讲，极轻度 AHR 需结合临床表现来诊断。但中度以上的 AHR 几乎可以肯定是哮喘。

（四）神经机制

神经因素也认为是哮喘发病的重要环节。支气管受复杂的自主神经支配。除胆碱能神经、肾上腺素能神经外，还有非肾上腺素能非胆碱能（NANC）神经系统。支气管哮喘与 β-肾上腺素能受体功能低下和迷走神经张力亢进有关，并可能存在有 α-肾上腺素能神经的反应性增加。NANC 能释放舒张支气管平滑肌的神经介质，如血管肠激肽（VIP）、一氧化氮（NO），以及收缩支气管平滑肌的介质，如 P 物质、神经激肽等。两者平衡失调，则可引起支气管平滑肌收缩。

四、临床表现

（一）症状

与哮喘相关的症状有咳嗽、喘息、呼吸困难、胸闷、咳痰等。典型的表现是发作时伴有哮鸣音的呼气性呼吸困难。严重者可被迫采取坐位或呈端坐呼吸，干咳或咯大量白色泡沫痰，甚至出现发绀等。哮喘症状可在数分钟内发作，经数小时至数天，用支气管扩张药可缓解或自行缓解。早期或轻症的患者多数以发作性咳嗽和胸闷为主要表现。这些表现缺乏特征性。哮喘的发病特征如下：

1. 发作性

当遇到诱发因素时呈发作性加重。

2. 时间节律性

常在夜间及凌晨发作或加重。

3. 季节性

常在秋冬季节发作或加重。

4. 可逆性

平喘药通常能够缓解症状，可有明显的缓解期。认识这些特征，有利于哮喘的诊断与鉴别。

（二）体检

缓解期可无异常体征。发作期胸廓膨隆，叩诊呈过清音，多数有广泛的呼气相为主的哮鸣音，呼气延长。严重哮喘发作时常有呼吸费力、大汗淋漓、发绀、胸腹反常运动、心率增快、奇脉等体征。

五、实验室和其他检查

（一）血液常规检查

发作时可有嗜酸性粒细胞增高，但多数不明显，如并发感染可有白细胞数增高，中性粒细胞比例增高。

（二）痰液检查

涂片在显微镜下可见较多嗜酸性粒细胞，可见嗜酸性粒细胞退化形成的尖棱结晶（Charcot-Leyden 结晶体）、黏液栓（Curschmann 螺旋）和透明的哮喘珠（Laennec 珠）。如合并呼吸道细菌感染，痰涂片革兰染色、细胞培养及药物敏感试验有助于病原菌诊断及指导治疗。

（三）肺功能检查

缓解期肺通气功能多数在正常范围。在哮喘发作时,由于呼气流速受限,表现为第一秒用力呼气量（FEV_1）、一秒率（FEW/FVC）、最大呼气中期流速（MMER）、呼出50％与75％肺活量时的最大呼气流量（MEF50％与MEF75％）以及呼气峰值流量（PEFR）减少。可出现用力肺活量减少、残气量增加、功能残气量和肺总量增加,残气占肺总量百分比增高。经过治疗后可逐渐恢复。

（四）血气分析

哮喘严重发作时可出现缺氧,PaO_2和SaO_2降低,过度通气时可使$PaCO_2$下降,PH值上升,表现为呼吸性碱中毒。如重症哮喘,病情进一步发展,气道阻塞严重,可有缺氧及潴留,$PaCO_2$上升,表现为呼吸性酸中毒。如缺氧明显,可合并代谢性酸中毒。

（五）胸部X线检查

早期在哮喘发作时可见两肺透亮度增加,呈过度充气状态;在缓解期多无明显异常。如并发呼吸道感染,可见肺纹理增加及炎症性浸润阴影。同时要注意肺不张、气胸或纵隔气肿等并发症的存在。

（六）特异性过敏源的检测

可用放射性过敏源吸附试验（RAST）测定特异性IgE,过敏性哮喘患者血清IgE可较正常人高2～6倍。在缓解期可做皮肤过敏试验判断相关的过敏源,但应防止发生过敏反应。

六、治疗

重症哮喘患者病情危重,严重者甚至有生命危险,护理人员应具备良好的专业素养,配合医生尽快为患者实施抢救。

（一）氧疗

重症哮喘患者常有不同程度的低氧血症,因此原则上都应吸氧,根据病情需要,可选用鼻导管或面罩给氧。氧气需要加温湿化,以免干燥、过冷刺激气道。对于伴有CO_2潴留的患者应给予低流量低浓度吸氧。

（二）解除支气管痉挛

在治疗过程中,可以应用和受体激动剂（控制哮喘急性发作的首选用药）、茶碱类药物、抗胆碱能药物、糖皮质激素（治疗重症哮喘最有效的药物）等药物降低气道阻力,改善通气功能。可以通过雾化吸入,借助储雾器使用MDI给药及静脉给药。

（三）纠正脱水兼顾纠正酸碱失衡和电解质紊乱

重症哮喘患者由于哮喘过度呼吸、发热、出汗及摄入不足等原因,常有不同程度的脱水,使气道分泌物黏稠,痰液难以咳出,影响通气,故必须及时纠正脱水,根据心功能和脱水程度,一般每日补液2000～3000mL。若pH<7.2且合并代谢性酸中毒时,应适度补充碱性药物。若呼吸性酸中毒,应积极改善肺通气,排出潴留的CO_2,及时补钾,注意监测电解质变化。

（四）控制感染,促进痰液排出

重症哮喘患者由于气道炎症、痰液黏稠及支气管痉挛等导致气道阻塞,因此加强排痰,保持呼吸道通畅尤为重要。可选择药物去痰、雾化吸入、机械性排痰,必要时给予吸痰。

（五）机械通气

对经上述治疗症状仍无明显改善的患者,特别是 $PaCO_2$ 进行性增高伴酸中毒者,为了避免严重并发症的发生,应及时建立人工气道,实施机械通气,包括无创正压通气和气管插管及气管切开机械通气。

七、护理措施

（一）一般护理

1. 环境

保持病室安静、清洁、舒适、空气新鲜,温湿度适宜。有确定过敏源者,应尽快脱离。病室不宜摆放花草。

2. 卧位

采取舒适的体位,让患者取坐位缓解呼吸困难症状。为端坐患者提供床旁桌支撑,以减少体力消耗。

3. 饮食

饮食上应进食清淡、易消化、足够热量的饮食,避免进食硬、冷、油煎的食物。护理人员应善于观察,提高与患者的沟通能力,以了解并找出与哮喘发作有关的食物,避免因食物过敏引起哮喘发作。

（二）基础护理

促进排痰,痰液黏稠必然影响通气,因此咳嗽咳痰的护理很重要,要给患者叩背排痰。手法是将手掌微曲成弓形,五指并拢,有节奏地拍打患者背部,也可使用振动排痰仪,沿支气管走向由外向中央叩击,利用腕关节活动、力量适中。根据医嘱给予患者雾化吸入治疗。

（三）专科护理（病情观察）

1. 密切监测病情

（1）观察患者有无咳嗽、咳痰、呼气性呼吸困难、呼吸加快及哮鸣音,有无大量出汗、疲倦、胸廓饱满、发绀及呕吐等情况,当呼吸困难加重时有无呼吸音及哮鸣音的减弱或消失、心率加快等。

（2）密切监测患者是否有烦躁不安、气喘加剧、心率加快等情况。注意心力衰竭、呼吸骤停等并发症的发生。

（3）密切观察患者生命体征及神志和尿量等情况,以掌握病情进展情况。

（4）密切观察哮喘发作先兆症状,如胸闷、鼻咽痒、咳嗽、打喷嚏等,若出现上述症状,应立即通知医生,尽早采取相应措施。

（5）密切观察患者有无自发性气胸、脱水、酸中毒、电解质紊乱、肺不张等并发症或伴发症。

2. 机械通气的护理

护理人员指导无创机械通气的患者人机配合,提高通气的效果。加强皮肤护理,预防压疮。气管插管或气管切开的患者,应妥善固定,防止意外脱管;保持管道通畅,防止管道扭曲受压;加强气道管理,加强湿化,及时添加湿化器中的无菌注射用水。每班测量和记录气管插管外露的长度,防止意外脱管、管道移位。严密观察呼吸机各项设置是否恰当,呼吸机是否正常运转等。观察机械通气的效果。在机械通气中,应严密观察呼吸机的运转和患者的全身情况,尤其注意患者的自主呼吸是否与呼吸机同步,并能对呼吸机报警原因进行准确的判断。机械通气患者应给予合适的气道湿化,吸痰应注意按需吸痰及无菌原则。

(四)心理护理

重症哮喘患者的心理护理是非常值得强调的一点。患者极度呼吸困难,常有焦虑、恐惧或濒死感,护理人员应关心患者,耐心解释病情,稳定患者情绪,防止情绪应激而诱发哮喘。实行机械通气的患者,护理人员应鼓励患者通过表情、手势、书面语言等形式沟通,表达其痛苦及需求。护理人员要注意领会患者的求助信号,对于其合理的要求给予满足,帮助患者保持平衡的心态、做好心理护理对保持患者良好的心态,促进早日康复有重要意义。

(五)安全护理(用药安全护理)

密切观察药物的作用和不良反应,比如应用茶碱类药物时,注意患者有无胃肠道症状、心血管症状等不良反应。尤其注意糖皮质激素应用后的不良反应,吸入性糖皮质激素可引起局部不良反应,如咽部的念珠菌感染,声音嘶哑,一般为可逆性的。而长时间糖皮质激素全身用药可引起严重的全身副反应,包括骨质疏松、高血压、液体潴留、体重增加、满月脸、股骨头坏死等。

八、健康教育

(一)指导呼吸运动

呼吸运动可以强化横膈呼吸肌,在执行呼吸运动前,应先清除患者鼻通道的分泌物。

1. 腹部呼吸

(1)平卧,双手平放在身体两侧,膝盖弯曲,双脚放平。

(2)用鼻连续吸气,但胸部不扩张。

(3)缩紧双唇,缓慢呼气。

(4)重复以上动作10次。

2. 向前弯曲运动

(1)坐在椅子上,背伸直,头向前倾,双手放在膝上。

(2)由鼻吸气,扩张上腹部,胸部保持直立不动,由口将气慢慢呼出。

3. 侧扩张运动

(1)坐在椅子上,将手掌放在左右两侧的最下肋骨。

(2)吸气,扩张胸部,然后经口呼气,收缩胸部。

（3）用手掌下压肋骨，可将肺底部的空气排出。

（4）重复以上动作 10 次。

（二）介绍有关用药及防病知识

居室内禁放花、草、地毯等；忌食诱发哮喘的食物，如鱼虾等；避免吸入刺激性气体、烟雾、灰尘和油烟等；避免精神紧张和剧烈运动；避免受凉及上呼吸道感染；寻找过敏源，避免接触过敏源；戒烟。

第三节　肺性脑病

一、概述

肺性脑病是一组由缺氧和二氧化碳潴留导致的神经精神障碍症候群，又称二氧化碳麻醉。肺性脑病（简称肺脑）是呼吸衰竭所引起的高碳酸血症、低氧血症、酸碱平衡失调及脑组织 pH 值下降等一系列内环境紊乱的脑部综合征，是肺源性心脏病严重并发症之一，该病发病后进展较快，病情危重，预后差，病死率高。对此，应加强对肺性脑病的临床观察，早发现，早处理，并有针对性地加强各项护理，可有效缓解病情，大大降低病死率。

二、病因与发病机制

（一）原发疾病

慢性肺部疾病，最常见的为慢性支气管炎、哮喘、肺气肿、肺源性心脏病。其他如胸廓畸形、重症结核、肺纤维化、肺癌等病也可成为其病因。

（二）神经系统疾病

格林－巴利综合征、脑干肿瘤、脑干炎症、颈椎损伤、进行性延髓麻痹、重症肌无力危象等病均可造成呼吸肌麻痹。

（三）诱发因素

（1）急性或慢性肺部感染。

（2）药物影响，如异丙嗪、异戊巴比妥、苯巴比妥、哌替啶、吗啡等。另外，长时间高浓度吸氧也可触发肺性脑病的发生。

（3）水和电解质平衡紊乱。

（4）急性或慢性气道阻塞，如痰、异物等堵塞气管、支气管。

低氧血症、二氧化碳潴留和酸中毒三个因素共同损伤脑血管和脑细胞是最根本的发病机制。

三、病理改变

主要病理改变是由于脑部毛细血管的扩张、充血和通透性增高所引起。肉眼可见软脑膜血管充血、扩张，脑表面渗血和点状出血，蛛网膜下隙也可有血性渗出。脑切面呈弥漫性水肿和点状出血。镜下有弥漫性神经细胞变性、血管周围水肿和软化灶。

四、实验室检查

(1)血常规可示红细胞增多,血红蛋白也相应增加。

(2)血气分析示 $PaCO_2$ 增高,CO_2 结合力增高,标准碳酸氢盐(SB)或剩余碱(BE)的含量增加,血液 pH 值降低。

(3)脑脊液(CSF)检查常见压力增高,60%病例压力在 200mmH_2O 以上,可见红细胞增多。

(4)脑电图(EEG),绝大多数患者 EEG 为全脑弥漫性慢波,且可有阵发性变化。

五、临床表现

肺性脑病的临床特征为原有的呼吸衰竭症状加重并出现神经精神症状,如神志恍惚、嗜睡或谵妄、四肢抽搐甚至昏迷等。男女均可见,以男性多见,其病死率达 30%以上。临床表现主要为头痛、头晕、记忆力减退、易兴奋、多语或少语、失眠等脑皮层功减退症状以及意识障碍与精神异常,部分患者可有呕吐、视盘水肿。神经系统损害的发生率约为 53%。临床分型如下:

(一)轻型

神志恍惚、淡漠、嗜睡、精神异常或兴奋、多语而无神经系统异常体征。

(二)中型

浅昏迷、谵妄、躁动、肌肉轻度抽动或语无伦次、球结膜充血、水肿、多汗、腹胀,对各种反应迟钝,瞳孔对光反射迟钝而无上消化道出血或弥散性血管内凝血(DIC)等并发症。

(三)重型

昏迷或出现癫痫样抽搐、球结膜充血、水肿重度,多汗或眼底视神经盘水肿,对各种刺激无反应;反射消失或出现病理性神经体征,瞳孔扩大或缩小,可合并上消化道出血、DIC 或休克。

六、治疗要点

(1)去除诱因:主要是防止肺部感染复发,切勿使用安眠药和镇静药(主要是Ⅱ型呼衰患者),不要高浓度吸氧。应对各种慢性呼吸道疾病进行治疗。

(2)保持呼吸道通畅、增加通气量、改善 CO_2 潴留:纠正缺氧和 CO_2 潴留是抢救肺性脑病的关键性措施。常规治疗无效时,应果断地行气管插管或气管切开术,给予机械通气,确保 CO_2 的排出和缺氧的纠正。

(3)对神经精神障碍作对症处理:必要时使用约束带护理,保证患者的安全。

(4)抗感染,合理应用抗生素:呼吸道感染是呼吸衰竭及肺性脑病最常见的诱因;建立人工气道机械通气和免疫功能低下的患者可反复发生感染,且不易控制。所以此类患者一定要在保持呼吸道痰液引流通畅的条件下,根据痰菌培养和药物敏感试验的结果,选择有效的药物控制呼吸道感染。

(5)纠正酸碱平衡失调:呼吸性酸中毒并发代谢性碱中毒在慢性呼吸性酸中毒的治疗过程中,常由于应用机械通气不当,使 CO_2 排出太快,或由于补充碱性药物过量,可产生代谢性碱中毒,pH值偏高,BE为正值,治疗时应防止以上发生碱中毒的医源性因素和避免CO_2排出过快,给予适量补氯和补钾,以缓解碱中毒。

七、护理措施

(一)一般护理

1. 环境与体位

患者安排在安静舒适的病房,呼吸困难者取半坐卧位。病房内每天通风2次,每次30min,温度控制在20～22℃,湿度60％～70％;每天用紫外线消毒,消毒液擦拭物品及地面,严格限制探视人员,严密观察患者的各项情况。

2. 饮食

给予低盐、高热量、高蛋白质、易消化饮食,可进食者尽量鼓励患者自己进食,注意饮食习惯及色、香、味方面的调配;不能进食者,可通过留置胃管鼻饲,间歇给予肠内营养液(瑞素或瑞代),500～1000mL/d;必要时静脉输入高营养液体,以改善患者营养状况,促进康复。

(二)基础护理

1. 口腔护理

可进食者进食后指导患者漱口,不可进食者注意口腔卫生,口腔护理2次/天。

2. 约束带护理

出现精神症状者,注意加强巡视,密切观察,必要时使用约束带,每班评估约束部位皮肤的完整性和肢端血液循环情况,若出现约束部位皮肤苍白、发绀、冰冷、肿胀、麻木、刺痛,立即解除约束。

(三)专科护理

1. 病情观察

(1)观察患者的精神神志变化:多数肺心病患者出现肺性脑病前都有睡眠昼夜颠倒、脾气性格改变、情绪反常、行为错乱的表现,如暴躁、烦躁不安、精神萎靡、表情淡漠、抑郁、沉默寡言、兴奋抑郁交替出现,有些患者自诉头痛头晕。当患者出现上述症状时,要考虑早期肺性脑病的可能,护士应早发现,早报告,早治疗,消除肺性脑病的诱因,积极配合医生救治、精心护理。

(2)皮肤黏膜的观察:观察患者皮肤的颜色,有无水肿等,发绀是缺氧的典型表现。若患者口唇、指甲等末梢部位出现发绀加重,观察患者眼结膜的变化,球结膜水肿是肺性脑病的临床早期表现,如出现上述情况应立即告知医生。

(3)生命体征的观察:体温突降是肺性脑病的早期症状之一,肺性脑病的患者早期因为高碳酸血症引起皮肤血管扩张及儿茶酚胺分泌而导致多汗,可使体温下降,脉搏和血压发生改变,脉搏快而无力是缺氧、心功能衰竭的表现。缺氧早期,脉搏加快,血压上升,中度缺氧时血压下降,脉搏减慢。

2. 气道护理

(1)保持呼吸道通畅:及时解除支气管痉挛,改善通气。床旁备有吸引器,对痰量多而无力咳出的患者协助患者咳痰;对卧床患者要定期指导其做深呼吸运动,协助其翻身叩背,使无效咳嗽变为有效咳嗽,但禁止使用强镇咳剂。对卧床患者要定期指导其做深呼吸运动,对部分痰液黏稠不易咳出的患者可以配合超声雾化吸入化痰药物,或者协助医生通过支气管纤维镜,气管插管或气管切开排痰。对清醒有咳嗽反射的患者应鼓励咳嗽、排痰,协助患者经常更换体位、叩背排痰。叩击背部时宜将指、掌卷曲呈勺形,自胸部边缘向中部,自背下方向上方,有节奏地拍叩,力量要适中,注意手掌与患者背部之间应扣住空气,空气越多,叩击就越有效。痰液黏稠者,可先行雾化吸入后再予以叩背排痰。对昏迷患者应及时吸痰,特别注意翻身前后吸痰,以防痰液潴留堵塞呼吸道。当痰液堵塞吸痰无效时,应迅速备好气管插管或气管切开用品,已行气管切开者按气管切开常规护理,做好口腔护理,保持口腔清洁。

(2)正确氧疗:氧疗不当是肺性脑病的重要诱因之一。吸氧浓度过高,容易造成呼吸抑制,诱发肺脑。所以在患者进行氧疗时要控制好氧气浓度,不宜过高。要对家属进行氧疗知识的宣教,不能自行调节氧流量,氧流量为 $1\sim2L/min$,氧浓度为 25% $\sim29\%$。防止高浓度吸氧,否则抑制呼吸,加重二氧化碳潴留。

(3)机械通气的护理

1)无创呼吸机的护理:严格掌握无创呼吸机适应证和禁忌证。做好心理护理,解释无创呼吸机应用的必要性,正确演示通气面罩佩戴方法,消除患者紧张心理。根据病情和血气分析设置各项参数,吸气压力(IPAP)一般为 $6\sim10cmH_2O$($1cmH_2O=$ $98Pa$),呼气压力(EPAP)一般从 $4cmH_2O$ 开始,并随时调整。在患者呕吐或痰液较多需要排痰时,及时取下面罩,防止发生窒息。

2)有创呼吸机的护理:密切观察患者的呼吸频率、节律及意识障碍的程度,出现昏睡、昏迷、惊厥时提示病情加重,积极采取抢救措施,配合医生气管插管或气管切开,进行有创呼吸机辅助呼吸,定时监测血气,根据血气调整各参数。在此期间,要加强人工气道的管理,合理地调整参数,正确及时地处理报警,做好管道的清洁与消毒,预防呼吸机并发症。恢复期要做好呼吸功能的训练,为撤机做准备。

(四)心理护理

肺性脑病的患者中老年人居多,患者病程长,易反复住院,久病缠身,造成患者心理负担和经济负担加重,患者普遍有抑郁、消极、厌世、恐惧、暴躁的情况,常因小事而大发脾气,拒绝配合治疗。护理人员应给予安慰和鼓励,开导他们,耐心倾听他们诉说,分担他们的忧虑,打消他们消极悲观的思想,使他们建立正确的情感观和价值观,并积极与患者家属沟通,使家属协助配合。

(五)安全护理

(1)对于早期出现肺性脑病症状的患者,需及时和家属联系,说明病情以取得家属的配合,留陪一人,同时派专职护士守护。去除病房内的危险品,如玻璃杯、热水瓶、刀、剪、绳子等防止伤人和自伤,必要时采取保护性的约束,禁用镇静剂,以免加重病情;长期卧床者应加用床挡,给予电动气垫床预防压疮,建立翻身卡,加强巡视,严格交接班。

(2)用药安全护理:遵医嘱用药,并观察药物的疗效及不良反应。根据细菌培养和药敏结果,选择有效的抗菌药物,严格按照给药时间,用药时应现用现配,确保疗效;尼可刹米为常用的呼吸兴奋剂,能刺激呼吸中枢,增加中枢的驱动力,提高呼吸频率以及潮气量。微量泵泵入时,要根据患者的病情控制速度,并严密观察药物的不良反应。患者出现精神症状,表现为烦躁不安、焦虑、多语时,可能是药物引起的不良反应。

八、健康教育

(1)合理吸氧:告知患者不要随意调节氧流量,流量为 1～2L/min,一般每日吸氧持续 15h 以上,嘱患者在家中也要低流量、低浓度、持续吸氧,以免不正确的吸氧抑制呼吸而诱发肺性脑病。

(2)呼吸道感染是呼吸衰竭患者导致肺性脑病的主要原因之一,因此应告知患者一旦有感染迹象,咳嗽加剧、咳痰增多,应立即就医,不可忽视。

(3)指导患者学会腹式呼吸和缩唇呼吸。

(4)重视缓解期营养的摄入,增强体质,改善全身营养状况。在寒冷季节及天气骤变时,注意保暖、避免受凉,冬季晨起外出时注意保暖和使用口罩。

第四节　急性呼吸窘迫综合征

一、概述

急性呼吸窘迫综合征(ARDS)是指创伤、感染、休克、误吸等导致以肺毛细血管弥漫性损伤、通透性增强为基础,以肺水肿、透明膜形成和肺不张为主要病理变化,以进行性呼吸窘迫和难治性低氧血症为临床特征的急性呼吸衰竭综合征。ARDS 是急性肺损伤发展到后期的典型表现。该病起病急骤,发展迅猛,预后极差,死亡率在 50%以上。其临床特征为呼吸急促和窘迫、进行性低氧血症。

二、病因与发病机制

(一)病因

病因目前尚不清楚,与 ARDS 发病相关是多种致病因子间接或直接作用于肺,导致肺组织的急性损伤。

1. 直接因素

指对肺的直接损伤,如创伤、误吸、毒物吸入、各种病原体引起的严重肺部感染和放射性损伤等。

2. 间接原因

如败血症、休克、肺外创伤、药物中毒、输血、坏死性胰腺炎、体外循环等。

(二)发病机制

ARDS 为多种原发疾病所引起,发病机制错综复杂,至今仍未完全阐明。ARDS 可能是全身炎症反应的肺部表现,也是机体正常炎症反应的过度表达结果。

ARDS 病理生理和临床过程一般并不依赖于特定病因,共同基础是肺泡－毛细血管的急性损伤。肺损伤可以是直接的,而更多见的则是间接性肺损伤。虽然肺损伤的机制迄今未完全阐明,但已经确认它是系统性炎症反应综合征的一部分。炎症反应的失控可导致肺泡毛细血管内皮细胞和肺泡上皮细胞损伤,结果是肺水肿和透明膜形成并伴肺间质纤维化。其病理生理改变是肺顺应性降低、肺内分流增加和通气/血流比例失调,最终导致顽固性低氧血症。

三、病情评估

(一)临床表现

除原有疾病,如感染、外伤、休克、中毒等相应的症状和体征外,尚具有以下临床表现:

1. 症状

(1)呼吸增快和窘迫:呼吸困难、呼吸增快是呼吸衰竭最早、最客观的表现,在ALI/AR 患者更明显,一般呼吸频率超过 28 次/分。由于女性、小儿和年老体弱者的呼吸次数和呼吸窘迫较轻,故呼吸频率超过 25 次/分,应提高警惕性。

(2)咳嗽和咳痰:早期咳嗽不明显,可出现不同程度的咳嗽;亦可少量咯血,咳出水样痰是 ARDS 的典型症状之一。

(3)烦躁、神志恍惚或淡漠。

(4)其他:因 ARDS 早期已出现明显的肺水肿,容易伴发肺部感染,有些患者可出现寒战和发热,易误诊为原发疾病所致,应加以鉴别。

2. 体征

(1)发绀:因严重缺氧且通过吸氧很难改善,故发绀为本病的重要特征之一。

(2)肺部体征:肺部早期体征较少,中晚期可听到干性或湿性啰音,如出现呼吸困难,吸气时肋间及锁骨上窝下陷。

(3)心率:常超过 100 次/分。

(二)实验室检查

1. ARDS 的 X 线胸片表现

ARDS 的 X 线胸片表现可分为 3 期:

(1)一期或早期:ARDS 发病 24 小时内。胸片显示可无异常,或肺血管纹理呈网状增多,边缘模糊。重者可见小片状模糊阴影。

(2)二期或中期:发病 1～5 天。X 线胸片显示以肺实变为主要特征,两肺散在大小不等、边缘模糊、浓密的斑片状阴影,常融合成大片呈现均匀致密磨玻璃样影,有时可见支气管充气征,心脏边缘清楚。实变阴影常呈区域性、重力性分布,以中下肺野和肺外带为主,区别于心源性水肿。

(3)三期或晚期:发病多在 5 天以上。X 线胸片表现:两肺野或大部分呈均匀的密度增加,磨玻璃样改变,支气管充气征明显,心影边缘不清或消失,呈"白肺"样改变。并发肺部感染时 X 线胸片显示肺纹呈网状或多发性脓肿,空洞形成及纵隔气肿、气胸等。

2. 动脉血气分析

PaO$_2$、PaO$_2$/FiO$_2$变化是 ARDS 诊断的主要客观指标,特别是迄今为止,尚缺少对 ARDS 早期诊断的简便而且有效的诊断指标,顽固性低氧血症(PaO$_2$<60mmHg 和 PaO$_2$/FiO$_2$≤200)仍是临床常用的诊断依据。动态监测 PaO$_2$ 有进行性下降趋势,应高度警惕。ARDS 早期为 PaO$_2$ 下降、PaCO$_2$ 正常或下降、pH 升高或正常,表现为 Ⅰ 型呼吸衰竭;晚期为 PaO$_2$ 严重下降,同时伴有 PaCO$_2$ 升高和 pH 下降,表现为 Ⅱ 型呼吸衰竭和呼吸性酸中毒。

(三)诊断标准

(1)有发病的高危因素。

(2)急性起病、呼吸频数和(或)呼吸窘迫。

(3)低氧血症:ARDS 时 $\dfrac{PaO_2}{FiO_2}$≤200。

(4)胸部 X 线检查两肺浸润阴影。

(5)肺毛细血管楔压(PCWP)≤18mmHg 或临床上能排除心源性肺水肿。

同时符合以上 5 项条件者,可诊断为 ALI 或 ARDS。

四、救治与护理

(一)治疗

ARDS 尚无特异性的治疗方法,目前的治疗主要是根据病理生理和临床表现,进行针对性治疗和支持。积极治疗原发病,特别是控制感染,改善通气和组织氧供,防止进一步的肺损伤和肺水肿,是目前治疗的主要原则。

1. 积极治疗原发病

结合病因,控制感染,积极抗休克治疗,正确处理各种创伤,防止胃内容物反流误吸,同时尽量减少输注血液制品等。

2. 氧疗

可采用鼻导管、面罩等给氧,或进行气管内给氧,以尽可能低的吸入氧浓度维持 PaO$_2$>60mmHg,SaO$_2$>90%。

3. 机械通气治疗

机械通气是治疗 ARDS 的主要方法之一,目的是维持基本的气体交换,并尽量减少机械通气的并发症。

(1)低 VT 容许性高碳血症通气:设置 V$_T$5~8mL/kg,使 ARDS 的 PIP 低于 40~50cmH$_2$O,PaCO$_2$ 不超过 80~90mmHg,可改善血流动力学,减少肺损伤并发症。

(2)呼气末正压(PEEP)通气:正压呼吸和呼气末正压,使支气管肺泡处于扩张状态,增加了功能残气量,减轻肺水肿,改善气体的弥散功能,改善通气/血流比值,降低分流。注意 PEEP 数值调节,过高会产生呼吸机相关性的肺损伤和心排血量的急剧下降。

(3)反比通气(IRV):延长吸气时间,吸气压力的维持可作用于非功能性肺区域,改善气体交换。吸气时间延长可降低气道峰压,减少肺损伤发生。

(4)俯卧位通气比:俯卧位可增加功能残气量,使血流和通气重新分布,改善通气/血流比,增加氧合。

4. 液体管理和利尿

ARDS患者一般早期用高渗晶体液,然后可以予胶体液,早期进行限制水摄入和利尿保持一定水的负平衡,以促进水肿液消退,减轻肺水肿。为防止利尿过多出现有效循环血量减少,可进行PCWP监测。

5. 肾上腺皮质类固醇激素

不仅能抑制和逆转PMN的聚集,还抑制花生四烯酸的合成、代谢及血小板的聚集,防止微血栓的形成并能增强肺表面活性物质的合成,同时具有抗炎和促进肺间质水肿吸收的作用,但皮质激素的确切疗效难以评价。

6. 其他特殊治疗

包括体外/体内气体交换技术、外源性表面活性物质治疗、全氟化碳肺内灌注和一氧化氮吸入等。

(1)体外/体内气体交换技术:主要包括体外膜氧合(ECMO)、体外CO_2去除($ECCO_2R$)和血管内氧合(IVOX)三种技术,通过使用人工肺进行气体交换,使肺得到休息。主要用于严重ARDS患者。

(2)外源性表面活性物质治疗:主要用于新生儿,效果较好。成人使用还有待研究。

(3)全氟化碳肺内灌注:通过气管导管向肺内注入全氟化碳,全氟化碳是一种低张力、高O_2和CO_2溶解性的液体,进入肺后促使肺泡复张,增加肺泡顺应性,通过液体促进气体交换。

(4)吸入一氧化氮:NO是选择性肺血管扩张药,使通气较好的肺区域血管扩张,局部血管阻力下降,产生肺血流重新分布,减少右向左分流,从而改善氧合。

(二)护理

(1)观察呼吸机使用时各种参数,PEEP由3~4cmH_2O开始逐渐增加,一般不超过15cmH_2O。PEEP过高影响静脉回流致循环功能衰竭,严重血容量不足。PEEP水平的选择将取决于所选择的欲达到的理想氧合指数,一个合理公式的方法是采用在$FiO_2 < 0.6$情况下,能使$SPO_2 > 95\%$,同时没有抑制心排出量和减低顺应性的最低的PEEP水平。每次调整PEEP后要密切观察血压变化,30~60min检测血气分析1次,根据血气分析值调整呼吸机参数。

(2)呼吸的观察:观察呼吸频率、胸廓的起伏度、呼吸机的运动、有无呼吸困难表现、自主呼吸与机械通气是否协调等,胸部听诊注意呼吸音的性质、长短、强弱等。

(3)肾功能观察:因为尿量是反映体液平衡及心、肾功能指标,尤其在调整PEEP后,观察尿量变化可间接判断回心血量,记录24小时出入量,维持水电解质平衡。

(4)循环功能的变化:观察血压、心率、心律、心电图、末梢循环、心音强弱、心肌收缩力、心排出量等。

(5)体温、皮肤观察:体温升高可能发生感染,体温下降、皮肤苍白、湿冷提示有可能发生休克,面部皮肤潮红多提示CO_2潴留,口唇、甲床青紫提示低氧血症,末梢灌注不良。

(6)神经精神症状和体征：观察患者的神志、瞳孔、知觉、神经反射及运动状态。

(7)预防和控制呼吸机相关感染

1)严格执行洗手制度，减少探视。

2)严格执行无菌操作。例如，吸痰及各种侵入性检查、治疗时，均应遵守无菌技术原则。

3)定时更换呼吸机管道或使用一次性呼吸机管道。

4)定时翻身、叩背、转换体位，及时吸痰，减少肺内痰液的潴留。

5)气管插管者，气囊充气合适，以免胃内容物误吸。每日可进行呼吸道分泌物的细菌培养和药敏试验，以指导有效使用抗生素。

6)注意观察患者临床表现，监测体温、心率、白细胞计数等。

(8)心理护理：患者病情的加重及陌生的环境，呼吸机带来的不适，语言交流的障碍，使患者感到紧张、恐惧、焦虑，要求护理人员及时了解患者的心理状态，尊重、理解他们，对患者实行心理支持，增加其战胜疾病的信心。

(9)营养支持：机械通气的患者均伴有不同程度的营养不良，有效的营养支持对其预后极其重要，静脉给血浆、血蛋白、脂肪乳、氨基酸的同时，每日胃管注入混合奶、能全素等。浓度从低到高，保持洁净，防止感染，在进食后给予半卧位 30～60min，防止误吸、逆流的危险。

(10)基础护理：口腔护理 2 次/天，注意观察口腔黏膜是否有真菌感染，定时翻身、叩背，鼓励患者咳嗽排痰，保持呼吸道通畅，防止肺部感染及皮肤损伤。妥善固定好呼吸机回路，使患者保持舒适的体位，做好会阴部的消毒，防止泌尿系感染，加强气管插管或气管切开的护理，防止感染。

第五节　机械通气

一、机械通气患者的护理

(一)病情观察

患者在机械辅助通气期间，应注意评估机械通气效果，及时发现相关并发症的出现，提高机械通气的安全性。机械通气患者病情观察重点如下：

1. 呼吸功能

观察呼吸节律、呼吸深度，评估有无呼吸困难、人机对抗等。机械通气患者缺氧时可出现脉搏、呼吸增快，需严密观察。注意气道压力、呼出潮气量、SPO_2，评估通气和氧合状况。观察患者皮肤黏膜、口唇和甲床。二氧化碳潴留时可出现皮肤潮红、多汗和浅表静脉充盈。口唇和甲床青紫提示低氧血症。当患者病情严重必须给予高浓度氧时，应避免长时间吸入，氧浓度尽量不超过 60%，同时密切观察有无氧中毒所致肺损伤出现。加强营养支持可以增强或改善呼吸肌功能。

2. 循环功能

机械通气可使胸腔内压升高,静脉回流减少,心脏前负荷降低和后负荷增加,出现心排血量降低,组织器官灌注不足,表现出低血压、心律失常、末梢循环灌注不良、尿量减少等。

3. 意识

缺氧和(或)二氧化碳潴留所致意识障碍患者,若呼吸机支持适当,患者意识状况应逐渐好转。若意识障碍程度加重应考虑呼吸机支持是否适当或患者病情发生变化。因此应严密观察患者意识状况,出现异常及时通知医生处理。

4. 血气分析

机械通气 30min 后应做动脉血气分析,以评估机械通气的效果和是否需要调整呼吸机模式和参数。若治疗有效,患者血气分析结果应趋于正常。若治疗无效,血气分析结果显示无改善或继续恶化。在机械通气治疗过程中,需根据患者病情严密监测动脉血气状况。

5. 体温

观察气道分泌物量、色、性状和味,评估肺部感染变化情况。患者出现呼吸机相关性肺炎和原有肺部感染恶化时,可出现体温异常改变,应严密监测,及时报告医生。

6. 其他

机械通气的患者上消化道出血发生率为 $6\%\sim30\%$。如果原发病为 ARDS 或 MOF,则发生率更高。应注意观察应激性溃疡所致消化道出血和有无腹胀。

(二)心理护理

1. 焦虑与恐惧

机械通气患者常见的心理反应是焦虑与恐惧,主要与对机械通气的不理解、沟通交流障碍和撤机等有关。为缓解患者焦虑与恐惧心理,对于清醒患者,在机械通气前应向患者充分解释机械通气的目的、实施方法、患者可能会出现的感受和配合注意事项等。机械通气患者由于气管插管或切开,影响患者正常的语言沟通因此必须与患者建立有效的沟通方式,如通过姿势、手势、面部表情和眼神等,也可通过写字板、卡片等与患者交流,增加视觉信息传递。对有书写能力的患者,可鼓励其把自己的感受和要求写出来,以供医护人员参考。撤机前做好患者心理护理,向患者解释撤机目的、方法、注意事项和撤机过程中、撤机后可能出现的反应及应对措施,消除患者顾虑。

2. 缺乏安全感

引起机械通气患者不安全感的因素主要有:

(1)担心呼吸机出现故障。

(2)担心痰液堵塞气道。

(3)担心医护人员不能及时发现病情变化。

(4)担心管道脱落等。

为增加患者安全感,在准备呼吸机时,应保证呼吸机性能良好并告知患者;按需要及时吸痰和清除呼吸机管道积水,保持气道通畅;加强床旁监护,让医护人员身影时刻都在患者视线内；关心、体贴患者，加强与患者沟通，及时发现患者不适并给予相应处理等。

二、人工气道护理

机械通气相关人工气道主要包括气管插管和气管切开置管，护理重点包括人工气道固定、湿化和气管内吸引。

（一）人工气道固定

1. 气管插管

气管插管患者应严密观察导管固定情况，每班记录导管深度，及时发现导管移位。妥善固定导管，防止导管随呼吸移动。对使用胶布固定导管的患者要注意保护面部皮肤，防止皮肤撕伤。

2. 气管切开

气管切开患者应妥善固定气管导管，固定松紧度以可通过一根手指为宜。密切观察气管切开处皮肤情况，评估有无炎性红、肿和分泌物表现。观察导管固定带与颈部皮肤的接触处，评估有无皮肤损伤。

（二）气管内吸引

1. 吸引原则

吸引是一种具有潜在损害的操作，不应该把吸引作为一个常规，应在有临床指征时进行。尽量鼓励患者把分泌物自行咳出。

2. 吸引指征

（1）在气管导管内看见明显的分泌物。

（2）患者频繁或持续呛咳。

（3）听诊在气管和支气管处有明显痰鸣音。

（4）可疑为分泌物引起的 SPO_2 降低，

（5）气道峰值压力升高。

（6）患者突发呼吸困难等。

3. 吸引压力

一般适宜的负压为 150～200mmHg。压力过大易损伤气管黏膜引起出血等，过小不易清除气道分泌物。

4. 吸引方式

包括开放式和密闭式吸引方式。开放式吸引为传统气管内吸引方式，吸引前必须先断开患者与呼吸机之间的连接，容易出现气道分泌物和呼吸回路冷凝水外喷污染环境，同时断开呼吸机后 PEEP 消失，肺容量降低，容易出现肺内负压增加和低氧血症等。密闭式吸引对呼吸和循环影响较小，可减少吸引过程中肺容量损失和环境的污染。

研究证明声门下分泌物吸引可降低 VAP 发生率，护理时应注意使用负压 20～150mmHg 行声门下吸引，定时检查吸引系统，保持吸引通畅。

5. 吸痰注意事项

吸痰前后高浓度吸氧可避免出现低氧血症。吸痰管的直径不应超过人工气道导管内径的二分之一,以避免气道内较大的负压和尽量减少？PaO_2 的下降。每次吸痰时间不超过 15s,以降低低氧血症发生率。为颅脑损伤患者吸痰时,吸引的间隔时间应尽量超过 10min,以免引起颅内压累积性升高。

(三)人工气道湿化

对吸入气体进行温化和湿化补充治疗是维持气道黏膜完整、纤毛正常运动及气道分泌物的排出,降低呼吸道感染发生的重要手段之一,常见的温化和湿化方法包括加热湿化器加热湿化、常温水－气接触加湿、雾化加湿、使用热湿交换器(人工鼻)和气管内滴注(或输注)加湿等方法。理想的气道湿化状态是使吸入气体温度达 37℃,相对湿度达 100%。机械通气时使用加热湿化器对吸入气体进行温化和湿化,湿化器内需加入无菌蒸馏水,不能加入生理盐水或其他药液。

(四)气囊护理

护理重点包括:

(1)推荐使用高容量低张力气囊导管。

(2)采用最小闭合容积法或最小漏气技术进行气囊注气。

(3)气囊压力不超过 $25\sim30cmH_2O$。

(4)定时检查气囊压力,及时调整。

三、常见并发症及处理

使用机械通气得当可改善患者氧合,缓解低氧血症,减少呼吸做功,防止呼吸肌疲劳。使用不当会带来一些并发症,甚至危及患者生命。

(一)人工气道相关并发症

1. 脱管

与导管固定不佳和牵拉等有关,表现为呼吸机低潮气量报警、喉部发声和窒息等。出现脱管应紧急处理,保持气道通畅,应用简易呼吸器通气和供氧,必要时重新气管内插管。

2. 气道堵塞

由痰栓、异物、导管扭曲、气囊脱出嵌顿导管口、导管远端开口嵌顿于气管隆嵴、脱管等引起,表现为不同程度的呼吸困难,严重时出现窒息。出现气道堵塞应针对原因及时处理,如调整人工气道位置、抽出气囊气体、试验性插入吸痰管等。如气道梗阻仍不缓解,则应立即拔除气管导管,重新建立人工气道。

3. 气道损伤

与插管时机械性损伤、气道内吸痰、气道腐蚀、导管压迫气道和气囊压迫气管黏膜有关,表现为出血、肉芽增生、气管食管瘘等。为避免气道损伤,插管前应选择合适的导管,插管时动作轻柔,带管过程中保持导管中立位,合理吸痰,做好气囊护理等。

(二)机械通气本身引起的并发症

1. 呼吸机相关肺损伤

指机械通气对正常肺组织造成的损伤或使已损伤的肺组织进一步加重,包括气压伤、容积伤、萎陷伤和生物伤,临床表现为肺间质气肿、皮下气肿、纵隔气肿、心包积气、气胸和肺水肿等。为了避免和减少呼吸机相关肺损伤的发生,机械通气应避免高潮气量和高平台压,吸气末平台压不超过 $30 \sim 35 cmH_2O$,以避免气压伤、容积伤,同时设定合适的 PEEP,以预防萎陷伤。出现张力性气胸应立即行胸腔闭式引流。

2. 呼吸机相关性肺炎

指机械通气 48h 后发生的院内获得性肺炎。VAP 与口咽部分泌物和胃肠内容物反流误吸密切相关,高危因素包括高龄、APACHE II 评分高、急慢性肺部疾病、Glasgow 评分<9 分、长时间机械通气、过度镇静、平卧位等。预防措施主要包括:

(1)半卧位,床头抬高 $30° \sim 45°$。

(2)避免镇静时间过长和程度过深。

(3)避免口咽部和胃内容物反流入口腔误吸。

(4)进行持续声门下吸引。

(5)规范使用呼吸机管道,不同患者之间必须更换呼吸机管道,长期带机患者定期更换。

(6)做好口腔护理。

(7)尽早脱离呼吸机等。

四、呼吸机的撤离

当导致呼吸衰竭的病因好转后,应尽快开始撤机。延迟撤机将增加机械通气的并发症和医疗费用。过早撤离呼吸机又可导致撤机失败,增加再插管率和病死率。

(一)撤机指征

机械通气患者由于疾病的个体化差异,撤机指征也具有一定差异性。根据中华医学会重症医学分会机械通气临床应用指南(2006 年),患者达到以下条件可考虑撤机,包括:

(1)导致机械通气的病因好转或祛除。

(2)氧合指标:$PaO_2/FiO_2 > 150 \sim 200 mmHg$,$PEEP < 5 \sim 8 cmH_2O$,$FiO_2 > 40\% \sim 50\%$,$pH > 7.25$,COPD 患者要求 $pH > 7.30$,$PaO_2 > 60 mmHg$,$FiO_2 < 40\%$。

(3)血流动力学稳定,没有心肌缺血动态变化,临床上没有显著的低血压[不需要血管活性药的治疗或只需要小剂量的血管活性药物,如多巴胺或多巴酚丁胺$< 5 \sim 10 \mu g/(kg \cdot min)$]。

(4)有自主呼吸能力和较强的咳嗽能力。

(二)撤机方法

1. 直接撤机

适用于原心肺功能好,支持时间短的患者。若患者自主呼吸良好,且不耐受气管插管,可直接撤离呼吸机,让其自主呼吸。

2. 呼吸模式过渡

适用于原心肺功能较差,支持时间较长的患者,通过改变呼吸支持模式和参数降低呼吸机支持水平逐步过渡撤机,如使用 SIMV,PSV 等模式过渡。

3. 间接撤机

在脱机间隙使用射流给氧、T形管给氧等间接支持,逐渐延长脱机时间,宜在白天进行。

(三)撤机实施

选择充分休息后的上午进行撤机,此时患者状态较好,医护人员较多,能保证抢救及时有效。撤机后严密观察患者病情,包括呼吸状况、SPO_2、心率、血压等,及时发现不耐受撤机指征并进行相应处理。

(四)不能耐受撤机的指征

患者出现以下变化应立即恢复机械通气:

(1)呼吸频率>30次/min。

(2)血压升高或降低超过20mmHg,心率增加或减慢超过20次/min。

(3)PaO_2<60mmHg,$PaCO_2$>55mmHg。

(4)出现烦躁、出汗及尿量进行性减少。

(五)呼吸机依赖及护理

呼吸机依赖是指机械通气患者使用呼吸机通气支持的实际时间超过根据患者病情所预期的通气支持时间的一种状况,患者至少有一次撤机失败。呼吸机依赖的原因包括生理和心理因素两方面,生理因素包括气体交换降低、通气负荷增加、通气需求增加、通气驱动力降低和呼吸肌疲劳等,心理因素包括不能控制呼吸模式、缺乏动机和信心及精神错乱等。

部分机械通气患者从生理指标看可以脱机,但由于怀疑自己的呼吸能力、缺乏信心等原因,担心脱机后出现呼吸困难和窒息等,因而不愿意脱机。对呼吸机心理依赖的患者,应确切告知其生理指标已达到脱机标准,鼓励患者尝试脱机,脱机时做好安全保障措施,床旁严密观察患者,及时向患者反馈其各项生命体征稳定的信息,增强患者对脱机的信心。

五、呼吸机的维护与消毒

(一)呼吸机的维护

1. 定期保养

定期检查更换氧电池、活瓣、皮垫、过滤器及过滤网等,呼吸机每工作1000h,应由工程师进行保养及检修,建立保养和维修档案。

2. 使用前检测

(1)电源检测:检查电源线有无漏电、接触不良,检查蓄电池的蓄电能力。

(2)气密性检测:检查呼吸机的呼吸回路有无漏气,常采用潮气量测定法、压力表检测法和耳听手摸等方法检测。

(3)设置项目检测:检测呼吸机模式和参数能否准确设置。

(4)报警系统检测:使用模拟肺模拟呼吸机的正常工作状态和报警状态,检测报警系统的性能是否完好。

(5)监测系统的检测:检测呼吸机的呼吸频率、气道压力、潮气量、分钟通气量等监测项目能否正常显示。

(6)附加功能检测：检测湿化器、雾化器等功能是否完好。

3.使用中维护

(1)管道的气密性：检查呼吸回路有无脱落、漏气等。

(2)管道的通畅性：检查呼吸回路有无扭曲、打折、压闭等。

(3)主机防水：禁止在主机表面上放置治疗盘、护理盘、液体瓶、水杯等，防止主机进水影响功能。

(4)防止人为暴力损伤：在推动呼吸机时，要稳妥用力，防止摔倒。

(5)主机散热：使用中的呼吸机应放在相对较大的空间，防止主机因散热不好而工作异常，甚至停止工作。

(6)工作状态：观察呼吸机各种设置和监测有无异常变动；各种导线、传感线有无松脱；保持湿化器内湿化液在正常刻度范围内；观察、处理管道内积水，避免其阻塞呼吸回路或反流入患者气道。

(二)呼吸机使用后的消毒

1.主机消毒

包括内部消毒和外部消毒。内部由于具有精密电子元件，建议由专业工程师进行专业消毒。外部可参考呼吸机出厂说明进行，可使用含乙醇的消毒液进行擦拭消毒。

2.呼吸回路消毒

呼吸回路中包括呼吸机管道、过滤器、湿化器等，根据所使用呼吸回路的材质可选择使用浸泡消毒法、高压蒸汽灭菌法、环氧乙烷灭菌法等方法进行呼吸回路消毒，有条件的医院可选择便用一次性呼吸回路，如一次性呼吸机管道、一次性过滤器和一次性湿化器等。

参考文献

[1]杨桂荣,缪礼红,刘大朋.急救护理技术 第2版[M].武汉:华中科技大学出版社,2016.

[2]席淑华,卢根娣.急危重症护理[M].上海:复旦大学出版社,2015.

[3]高占玲,金莲玲.急救护理学[M].济南:山东人民出版社,2014.

[4]张荣,李钟锋.急危重症护理.北京:中国医药科技出版社,2015.

[5]费素定,黄金银.急重症护理.北京:人民军医出版社,2014.

[6]李延玲,张玉,刘爱云.急重症护理技术.沈阳:辽宁大学出版社,2013.

[7]田莹,杨名钫.危重症护理临床实践.昆明:云南科技出版社,2014.

[8]刘书祥.急重症护理.上海:同济大学出版社,2012.

[9]阮满真,黄海燕.危重症护理监护技术.北京:人民军医出版社,2013.

[10]谢红珍,周梅花.临床常见急危重症护理观察指引.北京:人民军医出版社,2015.

[11]王晓军,许翠萍.临床急危重症护理.北京:中国医药科技出版社,2011.

[12]史铁英著.急危重症临床护理.北京:中国协和医科大学出版社,2018.

[13](美)米歇尔·安格尔·兰德拉姆译.重症监护临床护理实践手册.天津:天津科技翻译出版公司,2016.

[14]孙亮,李炎,刘杰.重症医学临床护理实用手册.武汉:湖北科学技术出版社,2013.